U0224288

# 阜外

## 体外循环和体外生命支持手册

主　编　吉冰洋　刘晋萍

中国协和医科大学出版社

北　京

图书在版编目（CIP）数据

阜外体外循环和体外生命支持手册 / 吉冰洋，刘晋萍主编.—北京：中国协和医科大学出版社，2024.7
ISBN 978-7-5679-1842-9

Ⅰ.①阜… Ⅱ.①吉… ②刘… Ⅲ.①体外循环－研究报告 ②险症－诊疗－研究报告 Ⅳ.①R654.1 ②R459.7

中国国家版本馆CIP数据核字（2024）第078217号

| 主　　编 | 吉冰洋　刘晋萍 |
| 责任编辑 | 沈冰冰 |
| 封面设计 | 邱晓俐 |
| 责任校对 | 张　麓 |
| 责任印制 | 黄艳霞 |
| 出版发行 | 中国协和医科大学出版社 |
| | （北京市东城区东单三条9号　邮编100730　电话010-65260431） |
| 网　　址 | www.pumcp.com |
| 印　　刷 | 三河市龙大印装有限公司 |
| 开　　本 | 787mm×1092mm　　1/32 |
| 印　　张 | 6.75 |
| 字　　数 | 146千字 |
| 版　　次 | 2024年7月第1版 |
| 印　　次 | 2024年7月第1次印刷 |
| 定　　价 | 68.00元 |

敬献
阜外医院体外循环中心建科30周年

# 编者名单

**主　编**　吉冰洋　刘晋萍

**副主编**　刘　刚　闫姝洁　周　纯　段　欣

**编　者**　(按姓氏笔画排序)

王　建　　王　惠　　王　靖　　王会颖　　王添隆
卞璐瑜　　冯正义　　吉冰洋　　刘　刚　　刘　凯
刘晋萍　　闫姝洁　　张巧妮　　周　纯　　周伯颐
郑　伟　　赵明霞　　胡金晓　　段　欣　　秦春妮
陶　随　　崔勇丽　　梁碧霞　　靳　雨　　楼　松
滕　媛

**审　校**　(按姓氏笔画排序)

于　坤　　王　茜　　李景文　　杨九光　　胡　强
姜福清　　袁　媛　　高国栋　　管玉龙

**秘　书**　甘佳琪

**校　对**　戴　劲

# 前　　言

　　2024年恰逢阜外医院体外循环中心独立成科30周年，我们编写了《阜外体外循环和体外生命支持手册》一书，以此作为献礼。回望阜外医院体外循环相关工作的历史，是如此辉煌，如此令人鼓舞！ 1958年，在解放军胸科医院更名为阜外医院伊始，体外循环动物实验室即同步组建。经过100余次动物实验，阜外医院于1959年成功开展了首例体外循环心脏手术。自1991年起，阜外医院开始开展体外膜氧合治疗工作。1993年成功救治了一例瓣膜置换术后急性呼吸衰竭的老年患者，当时体外膜氧合支持73小时，患者成功康复出院。1994年，为了促进体外循环专业的学科发展，在时任麻醉科主任胡小琴教授的倡议和坚持下，阜外医院首次成立体外循环科，由龙村教授担任科室主任。2014年，阜外医院体外循环中心组建，龙村教授任中心主任，吉冰洋、刘晋萍和黑飞龙教授分别任成人、小儿和北楼体外循环科主任。2018年起，吉冰洋教授开始主持体外循环中心工作。

　　经过阜外医院几代体外循环人的探索、钻研和实践，我们逐渐建立了体外循环和体外生命支持的技术规范及流程，出版了多部优秀的体外循环和体外生命支持领域的专著和教材，引领并规范了本专业的发展。自1986年胡小琴教授创办体外循环培训班以来，全国数以千计的不同专业背景的医务工作者在我们中心接受了规范化的理论与实践培训，获得了体外循环和体外生命支持的从业资质，并

1

成长为当地医院和科室的骨干，乃至省级或全国的学科带头人。

本书的雏形是阜外医院体外循环中心非正式出版的、供进修学员们使用的内部临床实践手册《阜外医院体外生命支持蓝皮书》。该书简明扼要地阐述了阜外医院体外循环和体外生命支持的规范及流程，涵盖了体外循环和体外生命支持的技术规范，不同术种体外循环的物品准备、术中管理和注意事项。《阜外医院体外生命支持蓝皮书》于2016年首次编写印制，随着心外科手术和体外循环理念及技术的不断发展完善，此后更新印刷了多版，均供不应求，得到了国内广大同仁的垂青。

在业内广大同行和专家的鼓励下，我们以阜外医院的最新临床实践流程规范为主体，将蓝皮书重新编排、修订、出版。本书力求精炼有力、言简意赅，并设计成了口袋书形式。希望体外循环和体外生命支持专业的初学者在本书的帮助下能更容易地上手工作。希望有一定经验的从业者能便捷地了解阜外医院体外循环和体外生命支持最新的流程和经验，并有所借鉴，从而提升专业水平。

感谢我中心所有参与编写手册医师的辛勤努力，同时还要感谢体外循环中心的前辈们。体外循环和体外生命支持的经验是不断传承的，我们是站在巨人的肩膀上才能建立起如今的流程和规范。由于本书是初次出版，虽经反复修改审校，仍难免有不足之处，恳请各位同道批评斧正。

阜外医院体外循环中心
2024年5月

# 目　　录

# 第一部分
## 成人体外循环

# 第一章　体外循环前检查常规

## 一、概述

体外循环前检查是保障体外循环安全实施的重要前提，一般需要将体外循环机提前开机自检，测试各泵头运转以及压力传感器、液位传感器、气泡传感器、温度传感器等传感器的工作状况。自检通过后安装氧合器及体外循环套包、停搏液灌注管路等并预充排气。在体外循环开始前，还需检查设备电源、气源、氧合器、空氧混合器、水箱、自体血液回收机、负压辅助静脉引流装置（VAVD）等设备的运转情况。通常由体外循环医师及助手按以下清单共同执行检查（图1-1）。

## 二、检查项目

1. **滚压泵运转情况**　匀速，无噪声，泵槽内无异物，泵管卡扣固定稳固，松紧适度。离心泵无异响，驱动器固定稳定，无进水进液，卡扣牢固。

2. **电源连接**　牢固确切，连接地线，防止与其他设备互相干扰。

3. **气源连接**　中心供气气压正常，空氧混合器无报警，气体管道无泄漏及扭曲，氧气管正确连接至氧合器进气口。

4. **氧合器安装及系统预充**　动静脉管路连接，气体出入口及水箱连接正确无误。去除排气孔橡胶塞，保证氧合器气路通畅。晶体预充，充分排气，避免管路及各部件气栓。

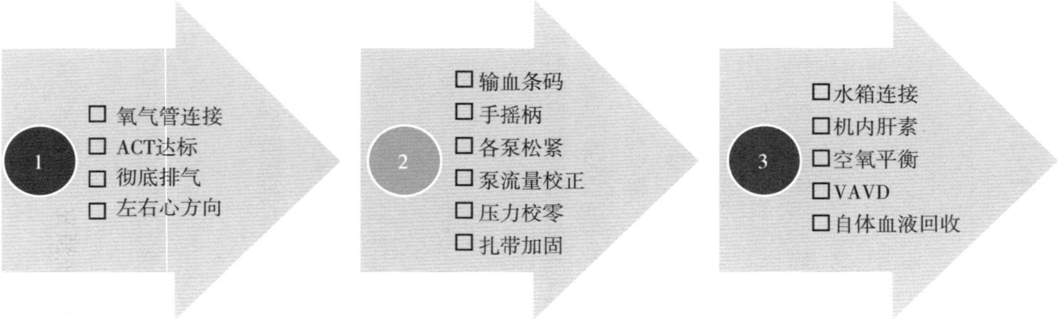

图 1-1 成人体外循环前检查清单

**1**
- □ 氧气管连接
- □ ACT达标
- □ 彻底排气
- □ 左右心方向

**2**
- □ 输血条码
- □ 手摇柄
- □ 各泵松紧
- □ 泵流量校正
- □ 压力校零
- □ 扎带加固

**3**
- □ 水箱连接
- □ 机内肝素
- □ 空氧平衡
- □ VAVD
- □ 自体血液回收

附属配件检查
- □ 空氧混合器
- □ 氧饱和度仪
- □ 微量泵
- □ 打印机
- □ 超滤架
- □ 微栓架
- □ 采血板架
- □ 测压模块
- □ VAVD
- □ 挥发罐

4

5. **泵管及心内外吸引安装、方向及调试** 松紧适度，方向正确，管道无扭曲及堵塞。

6. **水箱连接及温度设定** 根据不同的体外循环方法选择合适的水温，检查水路循环闸门、水位及开关状态是否正常。

7. **台上物品准备** 术中可能使用的插管及物品均需备齐，确认插管与管道接口匹配，如需转接，备好转接头及相应规格管路。

8. **药品及血制品准备** 体外循环期间可能使用的药品提前准备好并核对无误，贴上相应标签。输注库血需严格遵循"三查八对"原则，杜绝错误输血。系统内常规预充肝素4000U并混匀，若预充库血，直接将肝素加入库血并充分混合后加入回流室。

9. **传感器校准** 压力换能器管路彻底排气，高度和测压部位保持同一水平，使用前通大气校零。温度传感器连接至测温部位。液位传感器安装至氧合器最低安全液平面高度并测试。气泡传感器安装至动脉管路。静脉血氧饱和度传感器于底座上校零后连接至测量玻管。

10. **充分抗凝** 试管法ACT>480秒，Hemochron仪器（插片法）ACT>410秒。不满足上述标准不能开始体外循环，通过追加肝素使ACT值达标，必要时使用新鲜冰冻血浆。肝素诱导血小板减少症患者抗凝方案参见第四章第一节。

11. **体外循环前核对管道** 动脉插管连接好后需测试主动脉泵压，静脉插管连接好后需与术者核对管道，无误后方可平稳开始体外循环并开启通气。

（刘　刚）

# 第二章 体外循环常用技术规范

## 第一节 氧供管理

### 一、概述

1. **氧供** 氧供指数（$DO_2i$）是机体通过循环系统于单位时间内向单位体表面积（BSA）的外周组织提供的氧量，在正常状态下其计算公式由心指数（CI）与动脉血氧含量（$CaO_2$）决定：$DO_2i = CI [L/(min \cdot m^2)] \times CaO_2$。在体外循环期间，泵流量代替了心输出量，因此计算公式有所调整。

$$DO_2i [ml/(min \cdot m^2)] = 泵流量（L/min）\times [Hb（g/dl）\times 1.36 \times SaO_2（\%）+ PaO_2（mmHg）\times 0.003] \times 10/BSA（m^2）$$

2. **氧耗** 氧耗指数（$VO_2i$）是机体单位体表面积组织在单位时间内实际摄取的氧量。计算公式如下。

$$VO_2i [ml/(min \cdot m^2)] = 泵流量（L/min）\times [Hb（g/dl）\times 1.36 \times（SaO_2 - SvO_2）（\%）+（PaO_2 - PvO_2）（mmHg）\times 0.003] \times 10/BSA（m^2）$$

$VO_2i$ 由组织代谢率控制，正常生理状态下其为 $110 \sim 160ml/(min \cdot m^2)$，但在体外循环期间，患者处于静息、低温、麻醉状态下，$VO_2i$ 会降低。在氧供充足且组织可以有效利用氧时，$VO_2i$ 即氧需要量。当机体处于氧供不足的状态下时，$VO_2i$ 仅表示实际氧利用而不能反映机体氧需要量。$VO_2i$ 与 $DO_2i$ 的比值即是氧摄取率（$O_2ER$）：$O_2ER$（%）= $VO_2i/DO_2i$，正常值为22% ～ 32%，代表的是组织在毛细血管中从动脉血中摄取氧的百分比。当 $DO_2i$ 减少时，机体可通过增加 $O_2ER$ 而维持 $VO_2i$ 的恒定。

**3. 临界 $DO_2i$ 值**　正常 $DO_2i$ 与 $VO_2i$ 的比值为5:1。临界 $DO_2i$ 值（$DO_2i$ crit），代表充足的组织氧合所需要的最低水平 $DO_2i$。如果 $DO_2i$ 低于这个水平，机体 $VO_2i$ 就会低于正常水平，导致无氧代谢的发生。从理论上讲，这种情况发生于 $DO_2i$ 与 $VO_2i$ 的比值小于1:1时，但实际上，这种情况在比值小于2:1时即可发生。

**4. $VO_2i$ 对 $DO_2i$ 的依赖现象**　$VO_2i$ 对于 $DO_2i$ 的依赖性实际上是氧需要量对于氧供的依赖性。此时，$VO_2i$ 随着 $DO_2i$ 的改变而变化，$O_2ER$ 却不随 $DO_2i$ 而改变。

正常情况下，$DO_2i$ 在一定范围内发生变化，$VO_2i$ 仍可保持恒定，称为生理性氧供依赖。当氧供下降至某一临界值时，机体的摄氧率增至最大，此时随着氧供的下降，氧耗也随之下降，即形成生理性氧供依赖。

重危患者代偿机制衰竭，随着 $DO_2i$ 的减少，$O_2ER$ 仅有限的增加，$VO_2i$ 在更大的范围内依赖于 $DO_2i$，发生无氧代谢，称为病理性氧供依赖。这与危重患者微血管自身调节功能障碍、血管栓塞、细胞利用氧能力降低及氧弥散障碍等有关。

## 二、氧供管理

在术中，可以通过调整计算公式中的各个变量来提高转流期间的 $DO_2i$：增加流量、增加 Hb 含量（输注红细胞或使用超滤进行血液浓缩）、增加 $SaO_2$ 和 $PaO_2$（提高吸入氧浓度）。

由于体外循环期间，血液常规处于过氧合状态，因此实际影响 $DO_2i$ 的关键变量为泵流量和 Hb 含量。

体外循环期间观察到的$DO_2i$值通常小于清醒和麻醉患者中测量的$DO_2i$值。在转流前，患者CI通常为$2.3 \sim 2.6L/$（$min \cdot m^2$）。假设血液氧合良好，Hb为120g/L，则$DO_2i$为$350 \sim 450ml/$（$min \cdot m^2$）。在体外循环期间，如果泵流量同样保持在$2.3 \sim 2.6L/$（$min \cdot m^2$），但由于血液稀释的存在，Hb降至$70 \sim 80g/L$，则$DO_2i$将降至$200 \sim 300ml/$（$min \cdot m^2$）。

在体外循环期间，会存在不可避免的血液稀释导致$DO_2i$减少，如果$VO_2i$不变，则$DO_2i$很容易低至或低于临界$DO_2i$值，此时氧供已经不能满足氧耗需求。部分研究显示，在体外循环期间，$DO_2i$下降至$280 \sim 300ml/$（$min \cdot m^2$）以下时，$VO_2i$会开始降低。但考虑部分患者自身存在病理性氧供依赖现象，因此$DO_2i$应根据患者实时的$VO_2i$的变化进行个体化调整。

考虑到体外循环期间过度的血制品输注会对患者预后造成不良影响，因此在未达到输血指征的前提下，提高$DO_2i$的首要手段是提高泵流量，同时尽可能地采用超滤等手段维持Hb含量。

### 三、氧供及氧耗的监测

$DO_2i$与$VO_2i$的监测依赖于转流期间对于血气、氧饱和度等指标的实时监测。目前这方面的监测正逐渐标准化，已有设备可以在体外循环系统的动脉端和静脉端额外增加传感器，实时测量流量、血气及氧饱和度等参数，同时计算出$DO_2i$与$VO_2i$数值，同时显示在监视器上。

（王　建　王添隆）

## 第二节　温度管理

### 一、概述

体外循环期间，最常见的体温测量部位是鼻咽部、静脉引流端、氧合器动脉出口端、膀胱和直肠，其中《美国STS/SCA/AmSECT体外循环温度管理指南》推荐首选监测氧合器动脉出口端的血液温度。根据降温的程度，将温度分为常温（≥35℃）、浅低温（32～35℃）、中低温（28～32℃）、深低温（20～28℃）和超深低温（＜20℃）。手术方式不同，目标温度管理可能存在不同。

## 二、温度管理

1. **降温阶段** 冠状动脉旁路移植术、瓣膜置换术、简单的先心病手术、主动脉根部手术，在体外循环开始降温时，水箱温度的设置需与鼻咽温的温差控制在5～6℃以内，鼻咽温的目标温度一般维持在30～33℃。如心内吸引回血多、术野暴露不清晰、引流与流量不匹配，可继续降低鼻咽温。涉及主动脉弓部手术和选择性脑灌注时，鼻咽温降低至25～28℃。完全停循环的手术期间鼻咽温应＜18℃。当监测氧合器动脉出口端温度时，其与静脉回流端之间的温差不应超过10℃，以避免产生气栓。

2. **复温阶段** 最低鼻咽温≥30℃开始复温时，控制氧合器动脉出口端温度和静脉回流端之间的温差在4℃以内；最低鼻咽温＜30℃开始复温时，水箱温度的设置与鼻咽温的温差不超过10℃，或者氧合器动脉出口温度和静脉回流端的温差控制在10℃以内。

复温速率小于0.5℃/min，鼻咽温与膀胱温之间的温差控制在2～4℃。复温期间，氧合器动脉出口端的血液温度会低估脑部实际温度，需注意将氧合器动脉出口端的血液温度限制在37℃以内，以防脑部温度过高造成脑损伤。

心脏移植的复温过程分为两个阶段，首先缓慢复温至鼻咽温33～34℃，对供心进行辅助，如果心脏功能良好，再继续进行第二阶段复温。

3. **停机温度** 鼻咽温 $36 \sim 37℃$，膀胱温 $35 \sim 37℃$。

（滕　媛）

# 第三节　血气及电解质管理

## 一、代谢性酸中毒

1. **定义** $pH < 7.30$，$PaCO_2$ 正常，$SBE < -3mmol/L$。
2. **防治**

（1）维持充足流量、适宜的血压、适当的血红蛋白水平和血液氧合，避免血液快速变温。

（2）减少酸性物质输入，合理预充。

（3）对肾功能不全或无尿患者，应用袢利尿药，如呋塞米、利尿酸等，必要时用超滤。

（4）转流中应维持适当的麻醉深度，防止麻醉过浅。

（5）酸中毒多用碳酸氢钠纠正，常用公式：碳酸氢钠（mmol）= $0.25 \times BE$（负值）× 体重（kg）。

## 二、代谢性碱中毒

1. **定义** $pH > 7.45$，$PaCO_2$ 正常，$SBE > 3mmol/L$。
2. **防治**

（1）体外循环代谢性碱中毒的防治原则是避免过多应用碱性液体。

（2）可使用超滤纠正。

## 三、呼吸性酸中毒

1. **定义** $pH < 7.35$，$PaCO_2 > 45mmHg$，$SBE$ 正常。
2. **防治**

（1）使用氧合器前了解气血比。操作时打开氧合器排气口。在肺循环建立后，应打开呼吸机。

（2）一旦发现呼吸性酸中毒，增大通气量即可。无效时要考虑更换氧合器。

（3）术前存在慢性呼吸性酸中毒的患者，体外循环中保持一定程度的呼吸性酸中毒是合理的。

## 四、呼吸性碱中毒

1. **定义** pH > 7.45，$PaCO_2$ < 35mmHg，SBE正常。

2. **防治** 体外循环中给予合适的氧流量或通气量是避免呼吸性碱中毒产生的关键。对于膜式氧合器，仅减低通气量即可。对于鼓泡式氧合器，如$PaCO_2$低而$PaO_2$高，应降低氧流量。

## 五、混合性酸碱平衡失调

混合性酸碱平衡失调有四种类型，即呼吸性酸中毒合并代谢性酸中毒、呼吸性碱中毒合并代谢性碱中毒、呼吸性酸中毒合并代谢性碱中毒和呼吸性碱中毒合并代谢性酸中毒。前两种类型pH向同一方向移动，pH明显偏离正常；后两者pH向相反方向移动，血液pH可正常，也可异常。体外循环期间的混合性酸碱平衡失调，不论pH正常与否，都需进行处理。

## 六、低钾血症

1. **定义** 血清钾浓度低于3.5mmol/L。

2. **防治**

（1）低钾血症的诊断应以电解质离子浓度检查为标准，并结合病史和心电图的表现。

（2）对术前长期因心力衰竭而服用排钾利尿药的患者，术中应密切注意血钾的变化，但不主张在转流前预充液中加入钾。

（3）体外循环中经重复检测确定低钾时，可根据参考公式补钾：补钾量＝0.3×患者体重（kg）×（预纠正钾浓度－实际钾浓度）。

（4）若补钾效果不明显应考虑缺镁的可能，因为镁是体内众多酶的辅因子，包括$Na^+$-$K^+$-ATP酶，因此机体缺镁会严重影响钾的转移。

（5）体外循环中补钾速度和临床静脉补钾有很大的不同，可在短时间内将15%氯化钾从回流室内分次给予。一方面体外循环管路中的血液可使钾液得到稀释，另一方面体外循环能有效地维持血流动力学稳定，这为补钾提供了安全保障。

## 七、高钾血症

1. **定义**　血清钾浓度高于5.5mmol/L。

2. **防治**

（1）假性高钾血症的预防：应提倡用一次性注射器抽血标本，检测时间应快，抽血标本应注意和补钾相隔一段时间，心脏停搏液灌注结束后也同样间隔一段时间后再抽取血标本。

（2）高钾血症的预防：婴幼儿如需预充大量库血应尽量使用新鲜血液；体外循环中应保持酸碱平衡的稳定；采用多种方法（如减少心内吸引、避免VAVD负压过大等）减轻血液破坏。

（3）胰岛素疗法：葡萄糖和胰岛素同时静脉注射可促进糖原的合成，使细胞外钾进入细胞内。具体方法是成人5%葡萄糖100ml加4～10U的胰岛素加入氧合器中，这种方法是体外循环中最快速而有效的方法，需注意血糖的变化。

（4）利尿排水：可应用呋塞米加强肾脏排钾，但这种方法速度太慢。还可通过安装血液超滤器，快速而有效滤出高钾成分的方法应是先加入生理盐水或平衡盐液后，再进行超滤。

（5）对抗钾对心肌的毒害作用：加入10%葡萄糖酸钙。血钙增高可使心肌细胞阈电位负值变小，恢复心肌细胞的正常兴奋性。细胞外液$Ca^{2+}$浓度增高还使动作电位2期$Ca^{2+}$内流加速，增强心肌的收缩性。

（6）钠盐治疗：静脉注射乳酸钠或碳酸氢钠溶液，通过提高血液pH值，或促进糖原合成，使$K^+$进入细胞内，降低血钾浓度。

## 八、低钙血症

1. **定义**　血清蛋白浓度正常时，血清钙离子低于1.12mmol/L时称为低钙血症。低钙血症一般指离子钙低于正常值。酸中毒或低蛋白血症时仅有蛋白结合钙降低；反之，碱中毒或高蛋白血症时，离子钙虽降低，但蛋白结合钙增高，故血清钙仍可正常。

2. **防治**　不同年龄患者在体外循环中低钙的原因和处理方法即有所不同。

（1）成人患者体外循环中的低钙为低蛋白所致，此时血浆总钙下降，钙离子正常或偏高，对这类患者不宜过分强调将钙维持在正常水平。因为体内钙含量丰富，加上完善的调节机制，这类患者在体外循环中或术后很少发生低钙血症。

（2）对于预充库血的患者，临床多以婴幼儿为主，因枸橼酸和钙离子结合，血浆钙离子明显减少，加之婴幼儿钙代谢调节机制不健全，易产生低钙所致的低血压，对这些患儿应积极补钙，具体为每200ml枸橼酸库血补钙0.5g。

## 九、低镁血症

1. **定义**　血清镁浓度低于0.75mmol/L。

2. **防治**　术前应对低镁血症患者静脉或口服补镁。体外循环中常规补充镁，具体方法是10%硫酸镁0.6ml/kg，分降温和复温两个阶段加入循环中，但由于镁可使外周小动脉扩张，使体循环阻力降低，引起一过性低血压，因此在补镁时要密切注意患者血压水平。

## 十、高钠血症

1. **定义** 血清钠浓度高于145mmol/L。高钠血症时总是伴有高渗，并导致细胞内液的水向细胞外液转移，使细胞萎缩。

2. **防治** 体外循环中的高钠血症很棘手，最重要的是防患未然，切忌在抢救患者时盲目加入碳酸氢钠，待机体得到充分灌注后再决定补碱量。可加入低钠置换液以清除血中的高钠，需同时配备血液超滤器滤出多余水分。

## 十一、低钠血症

1. **定义** 血清钠浓度低于135mmol/L。患者症状取决于低钠血症的程度和持续时间。轻至中度低钠血症（>120mmol/L）或钠逐渐减少（>48小时）的患者症状轻微。严重低钠血症（<120mmol/L）或钠水平快速下降的患者有多种症状。症状范围从食欲减退、恶心和呕吐、疲劳、头痛和肌肉痉挛到精神状态改变、激动、癫痫发作，甚至昏迷。体外循环中多见于短时间大量低钠液体（HTK停搏液）进入血液循环，常导致血压下降，急性稀释性低钠血症和酸中毒。

2. **防治** 如灌注HTK停搏液，提醒外科医师尽量从冠状静脉窦吸走HTK停搏液，避免大量低钠晶体液进入血液。如不能切开右心房或没有条件吸走HTK停搏液，需配合使用超滤及时滤出多余液体。低血压时及时给予血管活性药物纠正，并根据血钠情况酌情补充碳酸氢钠纠酸补钠，如血钠仍低于130mmol/L，可少量多次给予10%浓NaCl纠正。

## 十二、高血糖

**1. 定义**　血糖水平高于7.8mmol/L。高血糖是心脏手术死亡率升高的独立危险因素，血糖控制不佳者术后院内死亡率、术后心肌梗死发生率、肺及肾脏并发症发生率都有所升高。

**2. 防治**　阜外医院目前的血糖管理策略为将体外循环期间的血糖控制于11.1mmol/L以下，使用胰岛素降血糖时避免发生低血钾。

（王　惠）

# 第四节　血液管理

## 一、概述

基于心血管手术异体输血率较高、输血可能导致不良反应发生、临床用血供需矛盾越来越突出等原因，患者血液管理（PBM）成为趋势和要求，目的是达到合理规范化输血。输血现已成为评价心血管外科医疗质量的重要质控指标。作为心血管手术中的重要环节，体外循环期间由于血液稀释、血液破坏、凝血系统激活、低温等原因，增加了心血管手术输血风险。因此，这一环节的血液管理尤为重要，体外循环师在血液管理中发挥着关键作用。

## 二、综合性血液管理措施

（1）限制性输血策略：参照《阜外医院外科输血规范》，综合考虑患者病情、术中情况等因素，采取较严格的输血指征，即"限制性输血策略"。具体如下。

1）常规手术体外循环中Hb＜70g/L时，适量输注红细胞。

2）虽Hb＜70g/L，但预计经超滤或机器余血回输后可能 Hb ＜ 80g/L，则不输注红细胞。

3）70 岁以上高龄患者、大血管手术患者体外循环中 Hb ＜ 80g/L 时，适量输注红细胞。

（2）术中常规应用自体血液回收。

（3）必要时使用超滤。

（4）合理最大限度回收机器余血，可将剩余机血超滤后回输。体外循环停机、静脉回流管路夹闭后，根据患者心功能及容量情况将机血经主动脉插管回输至患者。回输间歇应用超滤器浓缩机血直至储血罐液面为 0ml。鱼精蛋白中和完毕、动脉插管拔管后，将其余机血先经超滤后收集于输血袋中经患者外周静脉回输至患者。为减少血液破坏，超滤时流量设定于 ＜ 500ml/min。

（5）改良微创体外循环系统（FUWAI-SAVE 系统）。对于输血预测评分输血高风险和中风险的患者，建议使用 FUWAI-SAVE 系统。

## 三、输血风险预测评分

为了更加科学地对体外循环师输血工作进行评价，使科室血液管理质量控制工作更加全面细致，需要把实际输血率与输血风险结合起来，同时在手术前识别出输血低 - 中 - 高风险人群，并在术前制订有针对性的血液保护措施。输血风险预测评分见表 1-1。

表 1-1　输血风险预测评分表

| 变量 | 分数 |
| --- | --- |
| 年龄 | |
| ＜ 60 岁 | 0 |
| ≥ 60 ～ 74 岁 | 3 |
| ≥ 75 岁 | 5 |

第二章　体外循环常用技术规范

| 变量 | 分数 |
|------|------|
| 性别 | |
| 男 | 0 |
| 女 | 4 |
| 贫血 | |
| 无 | 0 |
| 轻度 | 4 |
| 中重度 | 8 |
| NYHA心功能分级 | |
| I / II级 | 0 |
| III / IV级 | 2 |
| 体表面积（m²） | |
| ≥2 | 0 |
| 1.8 ~ 1.99 | 1 |
| 1.6 ~ 1.79 | 3 |
| ≤1.6 | 4 |
| 心脏手术史 | 2 |
| 急诊手术 | 2 |
| 手术类型 | |
| CABG | 6 |
| CABG＋瓣膜手术 | 7 |
| CABG＋其他手术 | 8 |
| 瓣膜手术 | 2 |
| 大血管手术 | 9 |
| 其他手术 | 0 |

注：CABG，冠状动脉旁路移植术。每位患者的总分为各项之和，分数越高，输血风险越大。输血低风险（<30%），0 ~ 13分；输血中风险（30% ~ 60%），14 ~ 19分；输血高风险（>60%），19分以上。

（张巧妮　王　靖）

# 第五节　心　肌　保　护

## 一、概述

### 1. 前并行阶段的心肌保护

（1）保证心肌的血流灌注：维持适当的灌注压，尽量保证心脏跳动。

（2）根据需要放置心内吸引管，防止心腔过度膨胀。

### 2. 阻断升主动脉后的心肌保护

阻断升主动脉后，机体进入心肺缺血阶段，该阶段的重点是持续保持心脏的低温低代谢状态。因此，心肌保护最关键的两大要素为心脏电-机械活动停止和低温。

### 3. 开放升主动脉后的心肌保护

刚开放升主动脉时，适当提高流量。注意充分的心内吸引，避免心室过胀。当心脏复跳接近正常心跳恢复5分钟后补充适量的钙剂。

冠状动脉血流恢复后，如果心律不能自动恢复，可进行电除颤。数次除颤不成功，要分析原因再行解决，必要时可以重新阻断冠状动脉，灌注含血停搏液，让心脏静止休息5～8分钟再行开放。

## 二、阜外医院常用停搏液的种类

### （一）晶体停搏液

### 1. 原理

以高浓度含钾心脏停搏液灌注心肌，使跨膜电位降低，动作电位不能形成和传播，心脏处于舒张期停跳，心脏电-机械活动停止。晶体停搏液的低温使心肌基本代谢进一步降低，能耗进一步减少，心肌缺血耐受能力提高。

（1）阜外晶体停搏液：仿细胞外液停搏液，其钠、钙离子接近于细胞外水平。主要通过高钾除极作用，使心脏停搏。

配制和使用方法：复方钾钙镁溶液（阜外医院自制）10ml＋15%KCl注射液2.5ml加入500ml复方电解质中。首次灌注量15～20ml/kg，每隔30分钟需追加首次灌注量的一半即10ml/kg，或者有心脏电-机械活动立即补灌直至心脏电-机械活动停止。

（2）HTK停搏液：仿细胞内液停搏液，为低钠、无钙溶液。其离子浓度接近于细胞内水平，钾离子为10mmol/L左右，钠离子在15mmol/L左右。它可促使心脏在舒张期停跳，减少钙离子内流，使心肌不能收缩而停跳。由于其含有丰富的缓冲物质和营养底物，单次灌注可提供120～180分钟的心肌保护。其成分见表1-2。

表1-2　HTK停搏液成分

| 成分 | 浓度（mmol/L） |
| --- | --- |
| 氯化钠 | 15 |
| 氯化钾 | 9 |
| 氯化镁 | 4 |
| 盐酸组氨酸 | 18 |
| 甘露醇 | 30 |
| α-酮戊二酸 | 1.0 |
| 色氨酸 | 2.0 |

注：pH 7.1，渗透压327mOsm/L。

使用方法：灌注量30～40ml/kg，灌注压力＞100mmHg，灌注时间6～8分钟，首次最大用量一般不超过2000ml。

灌注阜外晶体停搏液和HTK停搏液时均应提醒外科医师尽量从冠状静脉窦吸走停搏液，避免大量晶体液进入循环，造成急速血液稀释和电解质紊乱。心房插管灌注HTK停搏液需注意容量管理，尽早开始超滤。

### （二）含血停搏液

**1. 原理** 含血停搏液使心脏停搏于有氧环境，避免心脏停跳前短时间内电－机械活动对ATP的消耗。心脏停跳期间有氧氧化过程得以进行，无氧酵解降到较低程度，有利于ATP保存。较容易偿还停搏液灌注期间的氧债。

**2. 成分** 阜外医院采用氧合血和高钾晶体停搏液按4∶1比例混合灌注。

**3. 配制和使用方法** 成人含血停搏液（全钾）：复方钾钙镁溶液（阜外医院自制）10ml＋15%KCl注射液22.5ml加入500ml复方电解质中。

成人含血停搏液（半钾）：复方钾钙镁溶液（阜外医院自制）10ml＋15%KCl注射液10ml加入500ml复方电解质中。

微量停搏液：12.5ml 15%KCl＋10ml复方钾钙镁稀释至50ml（$K^+$浓度600mmol/L）。微量注射泵泵速600ml/h，配合灌注泵25RPM时输出全钾含血停搏液；微量注射泵泵速300ml/h，配合灌注泵25RPM时输出半钾含血停搏液。

首次采用高钾（$K^+$浓度20～25mmol/L）诱导停跳，灌注压力不超过250mmHg，灌注量15～20ml/kg，每隔30分钟需追加首次灌注量的一半，根据血气钾离子浓度，选用全钾或半钾停搏液。

## 三、灌注方式

**1. 顺灌（升主动脉根部灌注）** 停搏液从主动脉根部经冠状动脉窦顺行灌注简称顺灌。每间隔30分钟灌注1次，灌注压力（灌注系统测压）不超过250mmHg。

**2. 逆灌（冠状静脉窦逆行灌注）** 停搏液从右心房经冠状静脉窦逆行灌注，主要用于冠状动脉严重狭窄或完全阻塞者。如果顺灌效果不好，可以采用顺灌逆灌结合的方式，持续或者间断灌注，灌注压力（冠状静脉窦压力）不超过40mmHg。

**3. 冠状动脉直视灌注** 切开主动脉根部后，通过直视灌注管分别经左右冠状动脉进行直视灌注。一般用于主动脉瓣关闭不全、主动脉窦瘤破裂等手术。在灌注量的分配上，左冠一般为总量的2/3，右冠为总量的1/3。推荐灌注系统测压控制在220mmHg以下，避免损伤冠状动脉。

**4. 桥灌（血管桥灌注）** 在冠状动脉循环阻断期间，如果完成血管桥的远端吻合，可经血管桥进行含血停搏液灌注。注意事项：①灌注压监测十分重要，建议血管桥灌注时灌注系统测压范围50～100mmHg（转速1～2RPM），可避免压力过高撕裂桥血管吻合口。②提醒术者避免血管桥扭曲。③桥灌需要和顺灌联合使用。

## 四、温血停搏液灌注

根据手术需要可以在开放前采取温灌的方式灌注半钾停搏液（5～10ml/kg）。可以排出心肌组织中的酸性代谢产物，同时可以进行冠状动脉排气。

（梁碧霞）

# 第三章 不同术种的体外循环管理规范

## 第一节 冠状动脉旁路移植术体外循环

### 一、概述

冠状动脉粥样硬化性心脏病行冠状动脉旁路移植术的适应证包括左主干重度狭窄、三支病变重度狭窄等。患者冠状动脉病变严重，可伴心功能不全，往往合并高血压、高血糖、高血脂、动脉硬化等疾病。根据患者病情、合并症和外科术者习惯，该手术可在非体外循环（off pump）或体外循环（on pump）下进行。本节将介绍体外循环冠状动脉旁路移植术的体外循环管理策略。

### 二、耗材准备

（1）成人膜式氧合器。

（2）阜外医院成人搭桥管道包或阜外医院微创Ⅰ型管道包、阜外医院含血停搏液灌注管路、自体血液回收耗材等。

（3）主动脉插管1根、双级静脉引流管1根、成人硬质心外吸引管2根、成人心脏停搏液灌注插管1根等。

（4）预充：①成人搭桥管道包，1000ml人工胶体＋600ml复方电解质＋4000U肝素。②微创Ⅰ型管道包，800ml人工胶体＋400ml复方电解质＋4000U肝素。

## 三、体外循环管理

（1）通常通过升主动脉－右心房插管建立体外循环，转流中采用浅低温管理和冷血心脏停搏液灌注策略。一般不额外放置左心吸引管，从升主动脉根部停搏液灌注管行左心吸引减压。

（2）心脏停搏液灌注时，由于患者冠状动脉病变重，心脏停搏液灌注压力往往偏高，可适当延长灌注时间、增加灌量使心脏停搏液分布均匀。在桥血管的远端吻合后亦可经桥血管行桥灌。如左右冠状动脉主干均狭窄严重，还可在根部灌注的基础上结合经冠状静脉窦逆行灌注的方法达到更佳的心肌保护效果。

（3）由于心脏停搏液灌注和左心吸引无法同时进行，如在心脏停搏液灌注期间发现左心膨胀，应暂停灌注，左心充分吸引减压后，继续灌注心脏停搏液。

（4）患者升主动脉往往存在粥样硬化病变和钙化斑块，在钳夹或开放升主动脉阻断钳、侧壁钳时，应减低体外循环流量，待血压下降至40mmHg以下时阻断/开放升主动脉或侧壁，后缓慢恢复流量并观察主动脉泵压变化。如升主动脉粥样硬化病变和钙化斑块严重，建议在心脏停跳下完成桥血管近端吻合，以避免应用侧壁钳带来的额外损伤。

（5）体外循环期间MAP维持50～80mmHg，如患者合并高血压和颈动脉、肾动脉等硬化狭窄，MAP应维持60mmHg以上。体外循环期间应维持满意的氧供，$SvO_2$在65%以上。血糖不高于11.1mmol/L。

后并行调整Hb＞70g/L、血气电解质正常、心肌收缩有力、容量反应好、心电图基本正常、鼻咽温36℃/膀胱温35℃以上，满足以上条件可以缓慢停机。术前心功能较差者可适当延长辅助时间。

## 四、注意事项

（1）当术者翻动心脏进行冠状动脉探查和桥血管远端吻合等操作时，会影响静脉引流，注意储血罐液面变化。

（2）有时会在常温体外循环并行下行冠状动脉旁路移植术，要求患者体温维持在34～35℃，MAP维持在70～80mmHg。

（王　惠）

# 第二节　瓣膜手术体外循环

## 一、概述

心脏瓣膜病中最易受累的是二尖瓣，风湿性二尖瓣狭窄最常见，重度狭窄时可出现肺淤血伴肺动脉高压，右心后负荷增大引起右心衰竭，可伴有心房颤动和附壁血栓。主动脉瓣狭窄患者左心室后负荷增加，心肌顺应性降低，常伴有关闭不全和二尖瓣病变。长期主动脉瓣关闭不全的患者左心室扩张明显、心肌收缩力减弱、肺静脉压升高，预后较差。

## 二、耗材准备

（1）氧合器：成人氧合器。

（2）管道包：单纯主动脉瓣膜病变者选择搭桥包，单纯二尖瓣/联合瓣膜病选择常规包，含血停搏液灌注管路（如需备HTK停搏液可加1/4×1/4×1接头备用），成人微栓滤器等。

（3）插管

单纯主动脉瓣病变：动脉插管1根、双级静脉插管1根、硬质心外吸引管2根、心内吸引管1根、成人停搏液灌注插管（根据需要准备冠状动脉直视灌注插管）。

单纯二尖瓣/联合瓣膜病：动脉插管1根、直头腔静脉插管2根（按需准备直角静脉插管）、硬质心外吸引管2根、心内吸引管1根、成人停搏液灌注插管（根据需要准备冠状动脉直视灌注插管）。

（4）预充：1000ml人工胶体＋600ml复方电解质＋4000U肝素。

## 三、体外循环管理

（1）常规诱导，消毒铺巾，开胸肝素化后ACT达到300秒后可动脉插管、右心吸引，核对ACT＞410秒后开始前并行，降温（主动脉瓣大量反流患者建议先放置心内吸引管）。阻断主动脉后根部灌注停搏液（主动脉瓣病变者可能切开主动脉根部直视下灌注左右冠状动脉）。

（2）由于瓣膜病患者的特殊病理生理以及使用HTK停搏液后未及时吸走，术中可出现容量较多的情况，可予超滤滤除多余水分。

（3）若预计转流时间较长，且Hb浓度较高，可进行等容性血液稀释，减少转中血液破坏，待复温后回输，并进行超滤浓缩血液，快速提高Hb浓度。

（4）再次手术或转流时间较长者可适当进行平衡超滤。

（5）长期心力衰竭、进行利尿治疗的患者同时注意补充钾离子。

（6）心脏复苏后并行期间，对于心功能较差的患者，注意控制还血的速度和量，并适当给予正性肌力药物增强心肌收缩。对于心率缓慢药物处理不佳的患者，应及时安装临时起搏器辅助心功能恢复。

（7）建议停机时Hb＞70g/L。

（卞璐瑜）

# 第三节 梗阻性肥厚型心肌病
## 手术体外循环

## 一、概述

改良扩大 Morrow 术是梗阻性肥厚型心肌病的一种手术治疗方法。手术通过主动脉瓣口进入左心室，切除主动脉瓣下少许肌肉以解除流出道梗阻。

## 二、耗材准备

（1）成人氧合器，阜外医院含血停搏液灌注管路，动脉微栓滤器，成人搭桥管道包。

（2）插管：主动脉插管，双极静脉插管（若涉及二尖瓣器质性病变则选择上下腔插管），停搏液灌注插管，冠脉直视灌注插管，心内吸引管，成人硬质心外吸引管。

（3）预充：1000ml 人工胶体＋600ml 复方电解质＋4000U 肝素。

## 三、体外循环管理

开始转流前并行期间注意维持灌注压 50～80mmHg。浅低温手术，降温至 32～34℃，转中适度血液稀释。

由于患者心肌肥厚，术中心肌保护尤为重要。根据术者要求选择含血停搏液或 HTK 停搏液。阻断升主动脉后根部灌注，如果灌注含血停搏液，首次灌注量 20～30ml/kg，每隔 30 分钟复灌。HTK 停搏液灌注量为 40ml/kg，一般总量不超过 2000ml。心房插管灌注 HTK 停搏液需注意容量管理，必要时尽早开始超滤。大量 HTK 停搏液进入循环后会造成血钠降低，血气 pH 值降低，通常给予碳酸氢钠调节。

开放升主动脉阻断钳后注意灌注压维持，需要与麻醉医师沟通，维持满意的灌注压改善心肌灌注，积极处理心律失常。转流中血糖＞11.1mmol/L可酌情处理，给予胰岛素后注意补钾，超滤浓缩血液。心脏复跳后超声评估，注意还血排气。

停机后开始鱼精蛋白中和前停止心内吸引，开始中和后应及时停用心外吸引。

（周伯颐）

## 第四节　FUWAI-SAVE 系统及微创心脏手术体外循环

### FUWAI-SAVE 系统

### 一、概述

FUWAI-SAVE 系统即阜外医院在常规体外循环（CPB）系统等基础上改进而来的"改良迷你化体外循环系统"，其内涵为：缩短的管路、内置动脉微栓滤器的氧合器、负压辅助静脉引流及微量停搏液，将来还会加入逆行自体血预充（RAP）。主要目的为减少CPB预充量，从而减轻血液稀释，达到减少术中输血的目的。经过多年的临床实践，该系统的安全性和有效性得到充分的验证。

### 二、物品准备

VAVD、微量注射泵。

### 三、耗材准备

（1）集成微栓滤器氧合器。

（2）微创 I 型或微创 II 型管道包，成人微量停搏液灌注管路。

（3）插管与常规手术时相同，静脉插管可以根据需要选择更小号，管理方法和常规手术相似，详见各章节。

（4）使用双极静脉引流管时注意接头为1/2×3/8规格。

（5）预充：1500ml复方电解质，排气完毕液平面剩余约600ml，排尽晶体液加入800ml人工胶体，预留液面400ml，系统内预充晶体液400ml，胶体液800ml。

## 四、体外循环管理

根据不同手术类型和病理生理改变，针对性实施不同的体外循环管理，方法和常规手术相似。其中VAVD操作要点：打开静脉引流通道后开启VAVD，夹闭静脉引流时关闭VAVD，负压设置为能满足引流的最小值（一般为−40 ～ −20mmHg）。使用VAVD前需明确该款氧合器具备正负压减压阀，且可以保持密闭。

# 电视胸腔镜下房间隔缺损修补术（＋三尖瓣成形术）/心房黏液瘤切除术

## 一、概述

此类手术均为右心房入路，全电视胸腔镜或电视胸腔镜辅助下手术一般采取颈内静脉插管引流上腔静脉和股静脉插管引流下腔静脉的形式。

## 二、耗材准备

（1）可采用集成微栓滤器氧合器。

（2）可采用微创Ⅱ型管道包，成人MP-Ⅱ型微量停搏液灌注包/儿童晶体停跳包。

（3）15 ～ 22Fr外周动脉插管2根，其中一根插颈内静脉引流上腔静脉。19 ～ 28Fr股静脉插管（＋导丝)1根。成人硬质心外吸引管2根、成人加长型心脏停搏液灌注插管1根等、3/8管道。婴儿型心内吸引管2根。

（4）其他：二氧化碳钢瓶1个，氧气管＋过滤器1套，用于连接小儿心内吸引管术野弥散二氧化碳。

### 三、体外循环管理

（1）切皮游离股动静脉同时全身肝素化，根据股动静脉影像学检查结果及直视下股动静脉粗细，选择合适插管型号。

（2）插好股动脉后注意测试泵压（外周插管泵压可能会比中心插管泵压略高），之后进行股静脉和颈内静脉插管。

（3）开始转流后，台上依次打开股静脉、颈内静脉观察各自引流状况，引流不佳时先尝试调整插管位置。

（4）前并行阶段灌注流量应根据静脉引流量适当调整，维持相对较低流量，防止引流不畅致右心房室过度充盈。

（5）复跳后超声评价时还血接近停机状态，确认畸形矫治满意后引空心脏，减低流量，在低主动脉张力下拔停搏液灌插管，还血停机，关闭VAVD。回收静脉血依赖VAVD。

### 四、注意事项

术中管理与相同类型常规正中开胸手术相似，但外周动脉插管血流特点可能导致双肺停止通气但心脏仍跳动，射血期间形成上下半身差异性供氧现象，即此时心脏射血未经氧合，会导致冠状动脉及神经系统缺氧。

## 电视胸腔镜下二尖瓣置换/成形术、改良扩大Morrow手术

### 一、概述

全电视胸腔镜或电视胸腔镜辅助下手术一般采取经房

间沟入路，不打开右心房，故双级或多级股静脉同时引流上下腔静脉即可实施手术，如可能因术中改变心脏体位导致不畅，亦可采取颈内静脉插管引流上腔静脉和股静脉插管引流下腔的形式。

## 二、耗材准备

（1）可采用集成微栓滤器氧合器。

（2）可采用微创Ⅰ型或微创Ⅱ型管道包，成人微量停搏液灌注管路。

（3）16～22Fr外周动脉插管1根，如同时颈内静脉插管引流上腔静脉，则需额外准备1根外周动脉插管型号一般15～18Fr。19～28Fr双级/多级股静脉插管（＋导丝）1根。成人硬质心外吸引管2根、成人加长型心脏停搏液灌注插管1根等。婴儿型心内吸引管2根。

（4）其他：二氧化碳钢瓶1个，氧气管＋过滤器1套，用于连接小儿心内吸引管术野弥散二氧化碳。

（5）预充：成人搭桥管道包，1000ml人工胶体＋600ml复方电解质＋4000U肝素。微创管道包，800ml人工胶体＋400ml复方电解质＋4000U肝素。

## 三、体外循环管理

（1）切皮游离股动静脉同时全身肝素化，根据股动静脉影像学CT检查结果及直视下股动静脉粗细，选择合适型号插管。

（2）股动脉插管完成后注意测试泵压（外周插管泵压可能会比中心插管泵压略高），之后插股静脉和/或颈内静脉。

（3）胸壁切开后行单肺通气，切开心包游离上下腔静脉后核对管路及ACT，打开静脉管道钳并开启VAVD进行转流，引流不佳时先尝试调整插管位置。

（4）前并行阶段灌注流量应根据引流量适当调整，维持相对较低流量，防止引流不畅致心脏过胀。

（5）一般灌注HTK停搏液，剂量为30～40ml/kg，灌注时间6～8分钟，灌注停搏液期间适当加大VAVD负压，充分引流回到右心房的HTK停搏液。

（6）复跳后超声评价时还需接近停机状态，确认畸形矫治满意后引空心脏，减低流量主动脉低张力下拔灌注插管，还血停机。回收静脉血后关VAVD。

（7）术中管理同常规二尖瓣置换/成形术及Morrow手术。

## 四、注意事项

电视胸腔镜下二尖瓣置换/成形术及Morrow手术中，常规灌注长效器官保存液（如HTK停搏液），因房间沟入路不切开右心房，故会有大量心肌保护液进入循环，需配合使用超滤。另外，当有大量HTK停搏液进入循环后会引起急性稀释性低钠血症及酸血症，应根据情况酌情纠酸补钠。

# 小切口主动脉瓣置换术

## 一、概述

对于主动脉瓣或主动脉根部手术，胸骨上段小切口亦可满足操作需求，故可以以更小的胸骨切口实现此类手术。

## 二、耗材准备

（1）阜外医院成人搭桥管道包或阜外医院微创Ⅰ型管道包、阜外医院成人型停搏液管道包、自体血液回收耗材等。

（2）主动脉插管1根、双级静脉引流管或19～28Fr双级/多级股静脉插管（＋导丝）1根。成人硬质心外吸引管2根、心内吸引管1根，成人心脏停搏液灌注插管1根等。

（3）预充：成人搭桥管道包，1000ml人工胶体＋600ml复方电解质＋4000U肝素。微创Ⅰ型管道包，800ml人工胶体＋400ml复方电解质＋4000U肝素。

### 三、体外循环管理

术中管理同常规主动脉瓣置换术或主动脉根部手术。

（刘　刚）

## 第五节　升主动脉和主动脉弓部手术体外循环

### 一、概述

需心血管外科干预的大血管疾病主要包括主动脉瘤（真性动脉瘤和假性动脉瘤）和主动脉夹层（夹层动脉瘤）两类。

主动脉瘤是由于主动脉血管壁因先天或后天获得性的原因，主动脉壁失去正常的结构，承受压力和维持动脉功能的弹性纤维层变得脆弱或坏死，在高压血流的冲击下，血管壁向外形成囊状或梭状瘤体膨出。真性动脉瘤的三层结构完整，假性动脉瘤是动脉局部破裂，由血块或邻近组织封住而形成。随着瘤体的增大，动脉瘤破裂的风险升高。对已发生破裂的主动脉瘤，应急诊尽快行外科治疗。对未破裂的主动脉瘤，如出现腹痛、腰背痛等症状，则具有手术干预的指征。对未破裂且无症状的主动脉瘤，如直径增大至一定程度或增长速率较快，破裂风险增加，则亦具有外科干预的指征。目前外科治疗方法主要有两大类：①开放手术，即开腹或开胸，行动脉瘤切除、人工血管植入术，为传统的治疗方法。手术创伤大、风险高，对患者的身体状况要求也较高。②介入腔内修复/隔绝术，经动脉穿刺或小切口，在主动脉内植入覆膜支架，隔绝瘤腔并原位重建血流通路。因无须开胸、开腹，具有创伤小、恢复快的优点。

主动脉夹层指主动脉腔内的血液从主动脉内膜撕裂处进入主动脉中膜，使中膜分离，沿主动脉长轴方向扩展形成主动脉壁的真假两腔分离状态，多为急性起病，致死率高，需急诊外科手术处理。

两种疾病的外科手术治疗均需在体外循环下进行，有些累及弓部的病变还需要在深低温停循环（DHCA）选择性脑灌注的特殊体外循环方式下进行。

## 二、耗材准备

（1）成人氧合器，成人血管包，含血停搏液灌注管路，成人微栓滤器，成人超滤，脑氧饱和度监测仪（停循环手术需准备）。

（2）插管：动脉插管 1 ~ 2 根（根据患者体重选择），双级静脉插管，心内吸引管、冠状动脉直视灌注插管。

（3）预充：1000ml 人工胶体 + 600ml 复方电解质 + 4000U 肝素；人血白蛋白 20 ~ 60g（可参考患者术前血清白蛋白水平决定具体用量）；深低温停循环 + 选择性脑灌注手术可给予 500mg 甲泼尼龙。

## 三、体外循环管理

**1. 涉及主动脉弓部深低温停循环手术** 开始转流注意泵压，前并行期间注意维持适当的灌注压，注意容量管理，容量过多应适当放血，转中适度血液稀释，维持 Hb 在 70 ~ 80g/L。建立心内吸引后降温，水温设定与血温温差不超过 10℃（一般鼻咽温降至 25 ~ 28℃）。注意与麻醉医师核实患者头戴冰帽或颈动脉放置冰袋。单侧

33

脑灌注流量一般 8 ～ 10ml/kg（鼻咽温 25 ～ 26℃），双侧脑灌注流量 12 ～ 15ml/kg（鼻咽温 28℃），停循环期间维持适合的通气/血流比，注意监测脑氧饱和度和静脉血氧饱和度，注意维持脑氧饱和度不低于基线值的80%，根据脑氧调节脑灌注量，血气管理采用α稳态。恢复循环后待 $SvO_2 > 90\%$ 可以开始复温，复温时水温与血温的温差不超过10℃，鼻咽温与膀胱温的温差不超过5℃。膀胱温 28 ～ 30℃时给予甘露醇0.5g/kg，转中注意调节电解质、pH，血糖 > 11.1mmol/L 应积极处理，给予胰岛素后注意补钾（尤其手术涉及主动脉瓣的患者停机后血钾 > 5.0mmol/L）。超滤浓缩血液，停机 Hb 达到90 ～ 100g/L。停机后开始鱼精蛋白中和应及时停用心外吸引。

　　动脉回收前要确认两根动脉插管都已拔出。

　　**2. 涉及主动脉弓部不停循环手术**　开始转流注意泵压，前并行期间注意维持适当的灌注压。转流中适度血液稀释。建立心内吸引后降温（一般鼻咽温降至28℃左右）。阻断升主动脉后大多数患者由于会选择切开主动脉直视灌注。降至目标温度后在插第二根动脉插管时可能会短暂的减低流量，此时应注意与手术医师配合，以防发生意外。复温时水温与血温的温差不超过10℃，鼻咽温与膀胱温的温差不超过5℃。注意调节电解质、pH。血糖 > 11.1mmol/L 可酌情处理，给予胰岛素后注意补钾（尤其手术涉及主动脉瓣的患者建议停机后血钾 > 5.0mmol/L）。超滤浓缩血液，建议停机 Hb 达到90g/L。

　　停机后开始鱼精蛋白中和应及时停用心外吸引。动脉回收时一定要确认两根动脉都已拔出。

　　**3. 涉及主动脉弓部双侧脑灌注**　开始转流注意泵压，前并行期间注意维持适当灌注压。转中适度血液稀释，维持 Hb 在80g/L左右。建立心内吸引后降温，一般鼻咽温降至28℃。灌注停搏液后双侧脑灌注前，夹闭灌注泵后晶体端出口，将停搏液变温部分移出冰桶，配合外科将灌注泵排出150ml左右含高钾的停搏液。将灌注端插入左侧颈动脉，给予2～3ml/kg流量。双侧脑灌注时主泵给予10～15ml/kg流量。根据脑氧饱和度变化调节脑灌注流量。双侧脑灌注结束后，还将停搏液变温部分放入冰桶内，松开晶体端出口处钳子，为下一次血灌做好准备。复温时水温与血温温差不超过10℃，鼻咽温与膀胱温温差不超过5℃。注意调节电解质、pH。血糖＞11.1mmol/L可酌情处理，给予胰岛素后注意补钾（尤其手术涉及主动脉瓣的患者建议停机后血钾＞5.0mmol/L）。超滤浓缩血液，建议停机Hb达到90g/L。

停机后开始鱼精蛋白中和应及时停用心外吸引。动脉回收时一定要确认两根动脉都已拔出。

**4. 单纯涉及升主动脉和/或主动脉根部的手术** 股动脉（或升主动脉）、右心房插管开始转流，前并行注意泵压，转中注意维持适当的灌注压。转中适度血液稀释。建立心内吸引后降温，一般鼻咽温降至32～34℃。阻断升主动脉后切开主动脉直视灌注。转中注意调节电解质、pH。如血糖＞11.1mmol/L可酌情处理，给予胰岛素后注意补钾（尤其手术涉及主动脉瓣的患者应建议停机后血钾＞5.0mmol/L）。超滤浓缩血液，建议停机Hb达到80g/L以上。

（周伯颐）

# 第六节 胸腹降主动脉手术体外循环

阜外医院胸腹降主动脉置换术相关的体外循环方法包括血泵血液回输法、快速加温血液回输法、左心转流法（图1-2）、上下半身分别灌注体外循环法。

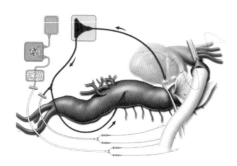

图1-2　左心转流模式图

# 一、血泵血液回输法

### 1. 耗材准备

（1）成人氧合器，成人血管包，成人微栓滤器。

（2）插管：成人硬质心外吸引管、成人软质心外吸引管。根据患者病情不同手术吻合次序可能选择股动脉、股静脉、髂动脉、髂静脉、人工血管等不同部位插管，根据插管方式选择适合的插管。

（3）预充：1000ml人工胶体＋600ml复方电解质＋4000U肝素。

### 2. 体外循环管理　

血泵血液回输法无静脉引流插管，以心外吸引（台上可将心内吸引改为常规的心外吸引）将术野出血引回静脉储血罐。术中维持ACT＞410秒。根据血压还血，建议上半身灌注压维持在70～90mmHg。若手术时间长，术中注意保温，尽量将患者膀胱温维持于34℃以上。注意出血量，必要时输注红细胞并超滤，建议停机Hb达到100g/L，术中由麻醉通路抽血气和ACT，注意维持pH、电解质平衡，可适当补充人血白蛋白，密切观察转中尿量。远端阻断钳开放时血压会迅速下降，注意快速还血维持循环。注意容量管理，停机后剩余血少于1000ml。

## 二、TAAA快速加温血液回输法

1. **物品准备** 自体血液回收机（两套管道耗材包）、FMS2000血液快速回输装置、独立滚压泵（图1-3）。

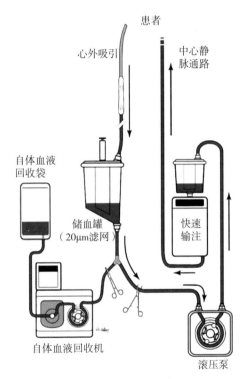

**图1-3　TAAA快速加温血液回输**

2. **耗材准备** 右心包1个，插管，成人硬质心外吸引管2个，1/4×1/4×1/4接头1个。

3. **体外循环管理** 全身肝素化前使用自体血液回收，全身肝素化后将储血罐内血液通过滚压泵泵入血液快速回输装置。血液快速回输装置可自动将加温后的血液回输给患者。鱼精蛋白中和后停用血液快速回输装置，改用自体血液回收。库血、复方电解质、经自体血液回收机处理的血液可通过血液快速回输装置输入。血浆、血小板以及纤维蛋白原等止血药物应使用单独通路。

## 三、左心转流法

### 1. 耗材准备

（1）上述血液快速回输装置所需耗材，左心转流定制化管路，8F小儿尿管（作为肾灌注和腹腔灌注管）、Y字形分叉2套用于连接腹腔脏器和肾脏灌注管，HTK停搏液2000ml，晶体停搏液灌注管路1套。

（2）插管：24Fr直角静脉插管1根，24/22Fr动脉插管1根，成人硬质心外吸引管2根，1/4×1/4×1/4接头1个。

（3）预充：复方电解质（预充方法同ECMO、Y字形分叉管路及8F尿管预充采用重力法）。

### 2. 体外循环管理

（1）维持ACT＞300秒；维持下肢MAP 60～70mmHg，上肢MAP 70～90mmHg，肺动脉压＜20mmHg；流量一般1500～2500ml/min；维持膀胱温34℃以上。

（2）选择性腹腔脏器灌注（图1-4）：流量200ml/min。

（3）肾脏冷晶体灌注：HTK停搏液温度保持在4℃；首次灌注400ml，每6分钟灌注100ml（双侧）；总量

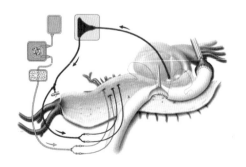

图1-4　选择性腹腔脏器灌注模式图

＜1500ml；维持膀胱温＞34℃；肺动脉压＜20mmHg。

### 四、上下半身分别灌注体外循环法

#### 1. 耗材准备

（1）成人膜式氧合器，成人血管包或搭桥包，动脉微栓滤器，成人超滤。

（2）插管：动脉插管，股静脉插管，心外吸引管。

（3）预充：1000ml人工胶体＋600ml复方电解质＋4000U肝素。酌情选择预充人血白蛋白。

**2. 体外循环管理**　开始转流注意泵压，注意维持心脏适当前负荷，与麻醉医师配合维持上半身灌注压70～90mmHg，下半身灌注压＞50mmHg。注意维持患者核心温度34～36℃。适度血液稀释。维持转中ACT＞410秒。转中注意调节电解质、pH，血糖＞11.1mmol/L酌情处理，给予胰岛素后注意补钾。注意容量管理，超滤浓缩血液，建议停机Hb达到100g/L。

停机后开始鱼精蛋白中和应及时停用心外吸引。

（周伯颐）

## 第七节　7岁以上儿童及成人
## 先心病体外循环

### 一、概述

随着先心病（CHD）治疗技术的发展，CHD患者术后生存率越来越高，很多患者可以存活至成年。其中部分复杂CHD患者随着年龄的增长出现继发并发症，还有部分复杂CHD患者需分期治疗，因此再次外科手术治疗的患者越来越多。再次手术大大增加了开胸难度和手术风险，出血意外等并发症也相应增多。围手术期需要体外循环更积极地准备和执行应对措施，降低意外风险的发生率。

## 二、耗材准备

根据患者年龄、体重、预期体外循环流量选择合适的耗材和插管（详见附录C）。对于再次手术，根据手术需求，应准备股动脉、股静脉插管。

## 三、体外循环管理

1. **常规CHD体外循环管理** 根据7～18岁儿童及青少年患者年龄和体重选择合适的CPB氧合器和管路，满足患者CPB期间管理需求（氧供和泵压等）的同时尽量减少预充量。CPB期间维持患者MAP在40mmHg以上，前并行期间易出现低血压，在保证流量的前提下，可适当给予缩血管药物。CPB期间如出现引流不畅，提醒外科医师调整插管位置后如效果依旧不佳，可使用VAVD。儿童基础代谢率较成人高，灌注流量可以体重参考计算，20～30kg患儿流量80～100ml/（kg·min），30kg以上患儿流量60～80ml/（kg·min）。

心肌保护方面，为预防血液过度稀释，30kg以下患儿可选用晶体停搏液，30～40kg患儿根据年龄、病情和HCT综合判断，40kg以上可选用含血停搏液。如预计手术时间较长，与外科医师沟通后可选用HTK停搏液，灌注晶体停搏液和HTK停搏液时提醒外科医师尽量从冠状静脉窦吸走停搏液，避免大量晶体液进入循环，造成急速血液稀释，影响内环境。

复温以后根据储血罐液面情况适时超滤，大儿童一般不需要改良超滤。开放升主动脉后，待外科操作完成，患者心功能恢复，调整内环境满意，复温达标后可调整停机，停机维持Hb＞85g/L。

2. **重度发绀患儿体外循环管理** 重度发绀患儿体–

肺侧支多，手术过程中术野回血较多，影响外科操作，需多备一套心内吸引管路吸引术野回血。必要时可以通过降温、减低灌注流量等方法尽量减少术中回血。

发绀患儿红细胞代偿性增生明显，血液黏滞度高，HCT高，滚压泵碾压易破碎，术中在维持氧供足够的情况下，适当进行血液稀释，术中维持HCT在术前的50%左右即可。

CPB开始时$FiO_2$不需要太高，30%～60%为宜，然后逐渐增加，维持$PaO_2$在100～200mmHg。术中血管张力较差、血压低时，可以分次小剂量推注甲氧明或去甲肾上腺素。

复温后常规超滤，20～25kg重症患儿停机后也可行改良超滤，减轻术后肺渗出。维持停机HCT达到术前的70%～80%。

发绀患儿血浆成分相对较少，停机后需准备血浆或其他相关止血药物，部分血小板低下患儿需准备血小板。

**3. 再次手术体外循环管理** 部分再次手术患儿心脏与胸骨粘连较重，为预防开胸时劈破心脏，术前与外科医师沟通好CPB建立方法。可在劈胸骨前经股动静脉建立CPB。主要原则包括：①铺巾完毕切皮前，预充完毕的体外循环机在手术室内备好，同时准备好合适的中心及外周插管。②保证充足血制品，包括红细胞、人血白蛋白等，转流过程中根据患者情况适时使用。③从切皮到缝皮全程使用自体血液回收机，做好血液保护。

（1）正中插管建立CPB：正中开胸充分游离组织后，患者全量肝素化（400U/kg），ACT＞410秒（Hemochron ACT检测仪）后经升主动脉和上下腔静脉插管，全流量建立CPB。

（2）外周插管建立CPB：准备单泵双管（如选择儿童包，可经动脉端连接3/8×3/8×3/8接头及3/8管2根）。

41

切皮后，患者全量肝素化（400U/kg），ACT＞410秒后，经股动脉、股静脉建立体外循环，非全流量并行循环下开胸且充分游离粘连组织。通过控制股静脉引流量控制心脏充盈程度。该做法可以适当引空心脏，并行循环下开胸时，CPB和心脏同时做功，保证心脏引流相对较空的同时维持心脏自身一定射血功能（通过动脉波形反映心脏射血情况），做到心室减压，降低心室张力，有效调控血流动力学状态，降低出血风险，流量通常为全流量的1/2～2/3。如股静脉引流不畅，配合使用VAVD辅助引流，根据实际情况调整负压大小，一般在-25～-15mmHg。在开胸过程中如出现右侧心腔损伤，应慎用使用VAVD，以免静脉引流管持续进气。另外，在有心内残余分流的患者中，应避免使用VAVD，以防空气进入低压的右心继而通过分流引起体循环动脉栓塞。充分游离心脏后，经升主动脉插管，拔除股动脉插管，经上腔静脉插直角静脉插管，股静脉退至下腔静脉，全流量建立CPB。根据术式决定心脏是否需要停跳。对于转机时间长、关胸困难的患者停机后应适时补充新鲜冰冻血浆、血小板或其他相关血制品。发育较差患儿股动脉插管选择可能相对偏细，但是前并行循环开胸阶段CPB流量为全流量1/2～2/3，一般可以耐受小1～2号动脉插管。病情较重小体重（＜25kg）患儿停机后可以酌情行改良超滤。

## 四、注意事项

顺利存活至成年的CHD患者人群日渐庞大，是一类值得关注的群体。这类患者大多数存在复杂的解剖学和生理学特点，尤其是再次手术的患者，意外风险高。术前应结合各种检查综合评价，选择合适的体外循环建立方式，有效降低意外事件的发生率。

（周　纯）

# 第八节 肺动脉血栓切除术/肺动脉内膜剥脱术体外循环

## 一、概述

肺动脉血栓切除术/肺动脉内膜剥脱术术中对肺动脉术野要求度高，因此术中采用深低温停循环技术，转机时间长，应注意温度管理、血液管理和脑保护。

## 二、耗材准备

（1）成人氧合器、离心泵（与滚压泵并联）。

（2）管道包：常规包建议使用稍大号静脉插管（如常规体重患者36Fr直头下腔静脉插管、28Fr直角上腔静脉插管）。心内吸引管，软质心外吸引管，晶体停搏液灌注管路；血液浓缩器；脑氧饱和度监测仪；冰帽循环泵（降温时开始循环）。

（3）预充：60g白蛋白，1000ml复方电解质＋4000U肝素。15mg/kg甲泼尼龙（大体重患者不超过1000mg）。

## 三、体外循环管理

（1）前后并行期间注意维持主动脉根部压力＞60mmHg，保证右心室充分灌注。

（2）上下肢血压不一致时，以下肢为准。患者在停循环后上肢外周血压可明显低于主动脉根部压。

（3）心肌保护：阜外医院采用HTK停搏液，灌注量30～40ml/kg，灌注压力＞100mmHg，灌注时间6～8分钟，极量2000ml。

（4）降温到鼻咽温18℃，直肠温20℃（降温时间＞1小时）停循环不超过20分钟。

（5）每段停循环之间恢复灌注至少10分钟。脑氧饱和度低于基线值的75%的时间不超过10分钟，绝对值不低于40%。

（6）必要时转流中采用等容血液稀释技术，维持转中HCT在21%～24%。

（7）复温过程中鼻咽温和膀胱温温差＜5℃，复温到膀胱温36.5℃。

（8）血钠浓度最好控制在＜135mmol/L，不宜超过140mmol/L。此类患者特别容易出现代谢性酸中毒，有时BE负值很大。在纠正酸中毒和避免高钠血症之间需要仔细权衡。如果出现血钠＞140mmol/L，可考虑使用灭菌注射用水进行零平衡超滤，同时注意补充钾、钙、镁等离子。血钠＞135mmol/L时如需补充碳酸氢钠，为避免碳酸氢钠纠酸后血钠过高，可将碳酸氢钠与注射用水按照3:7比例混合。

（9）复温给甲泼尼龙15ml/kg（大体重患者不超过1000mg）。

（10）鼻咽温28～30℃时，输注甘露醇0.5g/kg。

（11）停机时Hb＞90g/L。

（12）停机后超滤减少剩余机血量，不超过1000ml。

（楼　松）

## 第九节　心脏移植术体外循环

### 一、概述

心脏移植患者本身心功能差，合并肺动脉高压，有的供体心脏缺血时间长、保存欠佳，后并行往往辅助时间长，体外循环中应注意心肌保护、血液保护。

## 二、耗材准备

（1）成人氧合器；36Fr直头下腔静脉插管；28Fr直角上腔静脉插管；32Fr直头上腔静脉插管；心内吸引管；软质心外吸引管；血液超滤器，停搏液灌注插管（虽然心脏移植术不需要进行停搏液灌注，但开放后灌注插管可用于排气）。

（2）预充：可采用白蛋白作为胶体液预冲，60g白蛋白＋1000ml复方电解质＋4000U肝素。

## 三、体外循环管理

（1）降温到鼻咽温28～30℃。必要时等容血液稀释，维持转中HCT 21%～24%。心脏移植患者红细胞脆性较高，体外循环时间长，容易出现血红蛋白尿。因此，血液保护措施非常重要。

（2）一般不需要停搏液灌注。但极少数情况下术中可能发现供体心脏合并房间隔缺损、冠心病等异常，需再次阻断主动脉进行手术矫治。因此常规准备含血停搏液灌注管路，但连接后可暂不进行灌注排气。

（3）血钠浓度最好控制在＜135mmol/L，不宜超过140mmol/L。此类患者特别容易出现代谢性酸中毒，有时BE负值很大。在纠正酸中毒和避免高钠血症之间需要仔细权衡。如果出现血钠＞140mmol/L，可考虑使用灭菌注射用水进行零平衡超滤，同时注意补充钾、钙、镁等离子。血钠＞135mmol/L时如需补充碳酸钠，为避免碳酸氢钠纠酸后血钠过高，可将碳酸氢钠与注射用水按照3∶7比例混合后输注。

（4）心脏阻断后，切除患者心脏后，供体心脏按照左心房→右心房→肺动脉→主动脉的顺序吻合。一般耗时60～80分钟。吻合完成后开始缓慢复温，并开放升主动脉。

（5）复温时给甲泼尼龙500mg。

（6）复温分为两部分进行，首先缓慢复温到鼻咽温33～34℃。在该温度下进行1.5～2小时的后并行，对供心进行辅助。

（7）心脏移植患者容易出现高血糖，在血糖＞11.1μmmol/L时应积极处理，可给胰岛素5～10U，20分钟后复测血糖。如血糖未下降可加大胰岛素剂量。少数患者可能需要100U以上的胰岛素。必要时可与麻醉医师协商通过微量泵泵入胰岛素。

（8）心脏移植患者术前长期利尿，存在细胞内缺钾。在体外循环稀释的作用下，阻断后首次血气血钾一般都在4mmol/L以下。如果用胰岛素控制血糖，血钾可能更低。因此必须在停体外循环前控制血钾＞5～5.5mmol/L。

（9）辅助1.5～2小时后，心脏在空负荷下收缩满意，可尝试少量还血，利于漂浮导管置入，也可初步观察心脏对容量负荷的反应。如果心脏收缩反应良好，可继续第二阶段复温，到直肠温＞36.5℃。复温过程中应加入放出的血液，滤出多余的容量，使停机Hb＞90g/L。并在停机前完善内环境尤其是血钾、葡萄糖、BE和pH值。

（10）停机后超滤减少机血量，不超过1000ml。

（11）如心功能恢复不满意，无法停机时。首先尝试主动脉内球囊反搏（IABP），植入IABP后再辅助半小时，如仍无法停机应考虑转为体外膜氧合（ECMO）辅助。

（楼　松）

# 第十节　长期植入式左心室辅助装置植入术体外循环

## 一、概述

左心室辅助装置（LVAD）的原理为将左心室的血液引流至驱动泵，LVAD将血液泵送至主动脉以提供循环支持（图1-5）。主要为终末期心力衰竭患者提供三方面支持：①为等待心脏供体患者提供过渡支持治疗。②逆转心肌重构，提供心脏复苏支持。③终点治疗，提供终身心脏支持。

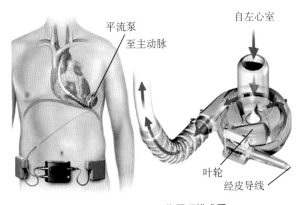

平流泵
至主动脉
自左心室
叶轮
经皮导线

图1-5　LVAD工作原理模式图

阜外医院目前成功完成三款国产植入式LVAD植入术，核心部件均采用完全磁悬浮技术的离心血泵，同属提供连续血流的第三代人工心脏。

本节主要对阜外医院现有成功体外循环的整理，需要指出的是术中处理将随着机械循环支持装置的发展而不断变化。

## 二、耗材准备

（1）成人氧合器。

（2）管道包：搭桥管道包，（单纯LVAD植入术，或合并CABG术或主动脉瓣手术），成人管道包（合并需要外科矫治的卵圆孔未闭、二尖瓣瓣或三尖瓣等病变），成人停跳包，成人微栓滤器。

（3）插管（首次手术患者）：动脉插管1根，双极静脉插管1根或上下腔静脉插管2根。再次手术患者提前准备股动静脉插管，术中根据粘连情况决定插管方式。其他包括硬质心外吸引管2根，心内吸引管1根，灌注插管1根，血液超滤器1个，冠状动脉直视灌注管（合并主动脉瓣反流）。

（4）预充：1000ml人工胶体＋600ml复方电解质＋4000U肝素。人血白蛋白40g（可参考患者术前白蛋白水平决定具体用量）。

## 三、手术步骤

左心室心尖做直径3～4cm环形多个褥式垫片缝合，在心尖环形缝线的中央切开左心室打孔，将流入管通过心尖切口插入左心室，缝合袖口和管道外面的环形缝线打结固定。流入管道袖口与LVAD血泵连接。心脏还血，LVAD装置排气，流出管道阻断钳阻断。开放升主动脉，自体心脏复苏。上升主动脉侧壁钳，升主动脉的前外侧纵行切开，LVAD流出管道人工血管吻合至升主动脉，充分排气后开放升主动脉，仔细检查吻合口。体外循环缓慢还血，以最低速度启动LVAD，待装置完全排气，左心室充满后，再逐步提高速率。在经食管超声心动图（TEE）指导下，根据患者自体左右心室功能、血流动力学情况及容量状态逐渐心脏还血降低CPB流量，提升LVAD流量，平稳停CPB，鱼精蛋白中和。

## 四、体外循环管理

1. **术前** 了解病情，做好相应手术预案CPB前，患者要进行详细的检查，评估右心室功能，观察是否存在心内或主动脉异常，阻碍心室辅助装置（VAD）的植入和功能。这些异常包括卵圆孔未闭，主动脉瓣、二尖瓣或三尖瓣异常，心内血栓和主动脉严重动脉粥样硬化。

2. **优化预充方案** CPB血液与循环管路表面接触过程中会激活一系列炎症反应。预冲液中加入人血白蛋白预冲，并自循环使白蛋白附着于循环管路上，可减少血液与管路接触以降低炎症反应激活。同时，应用LVAD治疗患者为终末期心力衰竭患者，自身容量负荷较重，多伴有低蛋白血症，预充白蛋白可补充血浆白蛋白含量、提高患者的胶体渗透压，有利于CPB中及术后容量管理。

3. **术中容量管理** 此类患者终末期心力衰竭患者水负荷较重，有效循环血容量低，CPB期间需注意以下两点：①体外循环需维持充足的容量，保证CPB协助LVAD泵及其管路的排气时还血充盈患者心脏及体肺循环需要。②停机前根据患者容量情况超滤，滤出多余水分，减轻患者容量负荷。

4. **术中温度管理** 根据是否合并其他心脏手术及LVAD手术操作熟练程度及时间采取相匹配的术中温度管理策略，多采用浅低温（鼻咽温32～35℃），缓慢复温至鼻咽温37℃，膀胱温36℃停体外循环。

5. **LVAD装置排气** LVAD血泵安装完成后需要体外循环师与外科主刀医师及LVAD工程师团队配合还血至心室辅助泵内协助充分排气，为了最大限度减少气栓的影响，在整个植入过程中用二氧化碳充弥术野；其次，保持左心室足够的血容量使血液前向流动经过血泵和心脏十分重要；最后，避免左心室完全充满之前就提高LVAD速率而导致抽吸现象产生气体。

**6. 平稳转换** 从CPB转换到VAD的过程应很缓慢。LVAD植入后，自身心脏功能应该通过调整血容量、正性肌力药物、心脏电复律（如果有必要）来维持。通过TEE和左心房压来评估左右心室容量及功能，指导排气。维持理想的前负荷，使机械泵得以充盈，心脏的血容量保持最佳状态——既不过度充盈也不空瘪。保持体循环血管阻力，维持冠状动脉灌注压；预防体循环高压，高血压会妨碍LVAD的排空；预防肺动脉高压，肺高压会阻碍LVAD充盈；维持自身心室的收缩力；CPB流量逐渐减低，LVAD支持应该从最小流量开始，CPB和LVAD总流量不应超过心输出量的100%。

**7. 撤除CPB** 当LVAD流量稳定，出血很少，自身心脏功能足够时，逐步调整LVAD流量与患者右心功能相匹配，循环稳定、血气内环境满意可脱离CPB停机，过程中需保持密切交流。

**8. 团队配合** 阜外医院目前应用数字化手术系统，体外循环师可通过术野摄像清晰了解手术进展，同时联合经TEE协助配合外科医师完成排气及流量调整工作。

（吉冰洋　王　建）

# 第四章　特殊体外循环管理

## 第一节　肝素诱导血小板减少症体外循环

### 一、概述

肝素诱导血小板减少症（HIT）是肝素暴露后由抗体介导的药物不良反应，以血小板激活、血小板减少、血栓形成为主要临床表现。对于HIT患者，在心脏手术中使用肝素抗凝会导致血小板减少、血栓形成等严重并发症，故对HIT抗体检测为阳性的患者建议暂缓手术，可等待抗体检测转阴后进行手术，届时CPB期间可以采用肝素抗凝。若抗体未能转阴和/或需行急诊手术的患者，建议采用替代抗凝策略。

### 二、耗材准备

根据手术常规准备。推荐采用上下腔静脉插管，避免血液淤滞。

预充方案：根据手术常规准备。

### 三、体外循环管理

1. **心肌保护**　推荐晶体停搏液。

2. **抗凝策略**　建议诊断为HIT的患者，如目前抗体阳性围手术期不采用肝素抗凝，采用直接凝血酶抑制剂替代抗凝。直接凝血酶抑制剂主要包括比伐卢定和阿加曲班。二者特点如表1-3。

表1-3　比伐卢定和阿加曲班抗凝特点对比

| | 比伐卢定 | 阿加曲班 |
|---|---|---|
| 半衰期 | 25分钟 | 39～51分钟 |
| 代谢途径 | 血浆酶蛋白水解清除80%＋肾排泄20% | 肝胆代谢 |
| 特点 | 血液淤滞导致药物浓度不足可引起血栓<br>CPB期间应用增加血制品使用和出血风险 | 剂量个体化差异大，更适宜术前术后的抗凝 |

CPB中建议采用比伐卢定抗凝，考虑到其价格较高和代谢快等特点，患者动静脉测压传感器冲洗（阿加曲班浓度4mg/L）、血液回收抗凝（阿加曲班浓度20mg/L）、台上纱布清洗（阿加曲班浓度20mg/L）建议采用阿加曲班抗凝。

（1）比伐卢定剂量：①CPB管路预充，50mg。②首次负荷剂量，麻醉静脉通道1mg/kg。③维持剂量，首次负荷剂量后随即麻醉静脉通道持续泵入约2.5mg/(kg·h)，术中可根据ACT值和手术进度调整。④停机后夹闭动静脉管路后，开放侧路自循环，给予比伐卢定50mg＋50mg/h。如ACT较高且预测回收动静脉时间较快，可单加50mg自循环，避免血液淤滞导致的凝血。

（2）ACT监测：①给药前需查基础值。②目标值≥2.5倍基础值（如该值低于标准体外循环抗凝ACT目标值Hemochron插片法410秒＝白陶土480秒，安全起见可将目标值设为410秒），如ACT小于目标值，单次给予0.25mg/kg，同时调高泵速。③至少每20分钟监测1次。

## 四、注意事项

（1）避免血流淤滞：①给药侧路持续开放，其他侧路每10分钟开放或管道钳夹于侧路起始处。②桥血管，静脉桥远端吻合后，避免使用血液充注。③术野积血积极右心吸引，如存积时间长，吸入血液回收。④选择晶体停搏液灌注，避免选择含血停搏液。⑤尽可能减少剩余机血量，管路回收后，剩余机血采用自体血液回收处理。

（2）浅低温：防止药物蓄积，建议采用35℃，高流量灌注策略。

（3）建议测氧合器膜前膜后压力，以提示术中氧合器是否有血栓形成。

（4）手术主要操作完毕后，停止比伐卢定泵入，如ACT过高，可采用零平衡超滤加快药物清除。

（5）尽可能减少剩余机血量，停机后夹闭动静脉管路后，开放侧路自循环，给予比伐卢定50mg＋50mg/h，管路回收后，剩余机血采用自体血液回收处理，可增加生理盐水清洗量以尽可能减少回输血液中比伐卢定、阿加曲班含量。

（6）转中输血指征管理较常规手术更宽松（如维持停CPB后Hb＞90g/L），停机前备好红细胞供停机后使用。由于术后出血多且自体血液回收的清洗增加血浆和血小板成分的流失，可于停机后输注血浆和血小板。

（卞璐瑜）

# 第二节　冷凝集素阳性体外循环

## 一、概述

冷凝集素是一种冷反应型自身免疫抗体，在低温时冷凝集素激活，与红细胞表面抗原结合，红细胞聚集损伤微循环并激活补体介导的溶血反应。冷凝集素与红细胞的结合是可逆的，当温度升高时，冷凝集素从红细胞表面脱落，凝集的红细胞分离，但补体依然结合于红细胞表面，导致溶血。

温幅和效价是评估冷凝集素阳性患者的重要指标。温幅是指冷凝集素与红细胞表面抗原反应的最高温度。效价是指抗体的活性，随温度降低，效价可能升高。

高温幅高抗体效价的患者症状更重且更易被发现，临床表现为寒冷诱发的循环淤滞症状（如遇冷后耳垂、口唇青紫，手足雷诺现象），贫血、黄疸症状并不常见。更多患者通过手术前实验室检测或于配血中被意外发现，表现为血标本置于室温下发生凝集现象。

冷凝集阳性患者行体外循环心脏手术时，应维持血温不低于温幅，并采用温血灌注技术。

## 二、耗材准备

（1）根据拟行手术选择合适的耗材，参考此前各病种体外循环耗材准备。

（2）建议停搏液管路采用更方便保温的微量停搏液管路，并增加一个三通和连接管，将停搏液灌注管路与储血罐相连，不设"冰桶"。

（3）预充：根据所需实施的心脏手术进行预充（参考此前各病种体外循环耗材准备）。在体外循环开始前，水箱设37℃或患者温幅以上温度，预冲液通过管路自循环充分加热至37℃或患者温幅以上。

## 三、体外循环管理

（1）采用浅低温或常温体外循环策略，使用温血停搏液灌注，术中积极保温，维持患者体温高于温幅。

（2）术中禁止应用冰屑进行心肌表面降温。采用微量温血停搏液间断顺行性灌注，灌注间隔20分钟。停搏液灌注间隙，通过停搏液系统和储血罐的连接管进行停搏液灌注管路－储血罐自循环，维持停搏液灌注管路温度。

（3）联合应用其他术中保温措施如下。

1）体外循环中如进行等容血液稀释，所放出血液应于37℃温箱中保温。

2）体外循环后，剩余机血通过管路自循环37℃保温，将剩余机血超滤至最低容量，以减轻机血输注导致的温度稀释。

3）术中所有液体输注前均采用温箱保温（包括患者动静脉测压通路冲洗所用肝素盐水、自体血液回收机所用液体）。

4）术中维持高室温，联合采用暖风机、加温输液装置及温毯保温。

## 四、注意事项

（1）对于必须采用低于患者温幅的中低温或深低温的手术（如全主动脉弓置换术、肺动脉内膜剥脱术），需在术前进行血浆置换，并将温幅降至手术可接受的数值，同时降低冷凝集素效价。

（2）对于术中意外发现的冷凝集素阳性病例，立即停止降温，迅速复温，转换为常温体外循环策略，灌注温血停搏液。如在冷血停搏液灌注时意外发现红细胞冷凝集，立即停止冷血停搏液灌注，采用温血停搏液灌注，必要时可冠状静脉窦逆行灌注温晶体停搏液，冲洗冠状动脉内凝集红细胞颗粒。

（3）和围手术期管理团队沟通，注意患者围手术期保温，避免输注冷液体。

（闫姝洁）

# 第三节 紧急床旁建立体外循环辅助

## 一、概述

由于急诊床旁开胸手术紧急、患者病情不明、术式及插管方式未知，术后恢复室缺乏CPB常规设备、耗材，需迅速连接并预充CPB管路（如有备用管路可直接使用）、准备可能使用的插管、临时更改管道所需耗材、ACT＋测量片和变温水箱，快速转运体外循环机、床旁转机插管包及其他设备耗材至床旁，迅速连接电源、气源，尽早开始CPB。由于患者在CPB建立前有心搏骤停和/或心源性休克，注意器官保护、积极调节内环境。

## 二、耗材准备

（1）阜外医院成人搭桥管道包，阜外医院成人型停搏液管道包（或者任意已预充完毕的备用成人管路），自体血回收耗材等。

（2）床旁建立体外循环辅助插管包（内含几乎所有型号的插管和接头供选择）。

（3）预充：复方电解质1400ml，视紧急程度和患者病情再加入人工胶体、白蛋白、红细胞；4000U肝素。如果时间有限，可先采用全晶体预充转机后再加入胶体成分液体。

## 三、体外循环管理

（1）对于急诊床旁紧急转机，快速安全地建立体外循环是关键，确认气源、电源连接正常，管路预充正常。在全身肝素化后，可直接全晶体预充转流，平稳后予加胶体，超滤。时间紧急时可在完成主管道预充后转机，停搏液管路可之后再预充排气。

（2）如果患者循环极差或心搏骤停，经常规静脉通道

56

给肝素难以迅速全身肝素化，可直接由外科医师台上于右心房直接注射肝素，按压心脏后达到有效肝素化。如果在ACT值未达标前必须转机，或者肝素在患者体内循环效果不确定，预冲液中加肝素12 500U。

（3）患者往往存在贫血、高血糖、代谢性酸中毒、高乳酸血症、电解质紊乱、体内液体积聚。CPB期间给予高流量保证组织灌注，维持MAP；积极取血提高HCT水平维持氧供；予碳酸氢钠纠正酸中毒；予胰岛素纠正高血糖；予常规超滤和零平衡超滤减轻组织水肿、改善内环境；根据血气调整电解质。

（4）建议开始CPB后降温，降低机体氧耗，有助于器官保护。

（5）如患者在CPB启动前存在脑缺血、缺氧，建议给予甲泼尼龙10 ~ 30mg/kg，甘露醇0.5 ~ 1.0g/kg，予头部冰帽降温保护。

（6）在手术操作完毕后，可视心功能情况延长辅助时间，调整停机时缓慢还血、逐步减低流量。如患者无法脱离CPB，可转为ECMO辅助。

## 四、注意事项

紧急转机开始后，需要和恢复室医师核对用药，减停缩血管药物，并避免重复给药。床旁转机时人员纷杂、场面混乱，更易发生体外循环意外，切记小心谨慎。

（闫姝洁）

## 第四节　备体外循环/备ECMO手术准备常规

## 一、概述

冠状动脉旁路移植术、高危冠状动脉支架植入术以及经导管主动脉瓣植入术等介入手术，为保证患者安全和循环稳定，常需体外循环或者ECMO处于备用状态。一旦发生心源性休克、恶性心律失常甚至心搏骤停，需紧急启动体外循环或ECMO，以维持循环稳定，抢救患者生命。

## 二、常温桥备体外循环

（1）阜外医院成人搭桥管道包或阜外医院微创Ⅰ型管道包、阜外医院成人型停搏液管道包、自体血液回收耗材等。

（2）主动脉插管1根、双级静脉引流管1根、成人硬质心内吸引管2根、成人心脏停搏液灌注管1根等。

（3）其他物品：安装自体血液回收机，并配好肝素水（500ml温生理盐水＋12 500U肝素）；一支肝素备用（4ml生理盐水＋2ml肝素）；二氧化碳钢瓶，500ml生理盐水。

（4）预充：2000ml复方电解质预充排气，静脉储血罐液面留50ml，机器上备1000ml胶体，使机器处于湿备状态。

## 三、备体外循环管理

（1）外科消毒铺巾后，将自体血液回收机置于患者头端，接好电源开机自检，打开负压（-150mmHg）。回收血袋上粘贴患者信息条码包括患者姓名、病案号、血型、日期。

（2）连接好自体血液回收吸引管路后，向储血室内快速充入100ml肝素水，然后调慢滴速，约3秒/滴。

（3）桥血管吻合过程中，需要用二氧化碳气雾冲洗吻合口，将500ml生理盐水和二氧化碳钢瓶连接至吹雾管后根据外科需求调节气量大小。

（4）鱼精蛋白中和完成前，手术间内务必保证有体外循环医师在场，以防紧急转机等情况发生。

（5）术中根据储血罐血量多少进行洗血。手术结束后，和外科医师确认胸腔引流量正常，所有血液都已处理完成后，再撤除自体血液回收机。

## 四、备ECMO

### 1. 耗材准备

（1）ECMO套包、离心泵头、股静脉插管及配套导丝、股动脉插管、6～8Fr动脉鞘灌注动脉插管远端、氧饱和度接头2个、无菌手套1双、肝素帽3个、三通1个、无菌剪刀1把。

（2）预充：1000ml复方电解质。

### 2. 备ECMO管理

（1）高危经皮冠状动脉动脉支架植入术或者经皮主动脉瓣置换术的介入患者、重症心肌炎或者心力衰竭患者，常需床旁备ECMO。提前了解患者病情、身高、体重和术式。

（2）ECMO设备和相关耗材床旁准备就绪。

（3）外科医师消毒铺巾后，预留腹股沟切口。

（4）术中体外循环医务必在场，密切观察患者生命体征，出现血流动力学难以维持稳定时，和外科医师协商，是否需要紧急预充ECMO管路。

（5）手术顺利结束后，将ECMO设备推回原处，相关耗材归库。

（滕　媛）

# 第五节　体外循环转ECMO流程

## 一、概述

ECMO作为一种体外生命支持的手段，主要用于危重患者的循环、呼吸支持，紧急建立ECMO可作为一种抢救手段，为下一步更为有效和彻底的治疗争取机会。心脏手术后患者难以脱离体外循环或床旁紧急抢救不能脱离体外循环，需要长时间心肺支持时应该考虑转为ECMO长期支持。

## 二、准备

1. **人员准备**　ECMO建立需要多部门的团队协作及密切配合，在建立ECMO和转运过程中牵涉人员众多，一般包括外科医师、麻醉医师、体外循环医师、护士、重症监护室医师等。

2. **设备耗材准备**　ECMO机器、充满电的不间断电源、水箱、满装的氧气罐、电源线以及其他各种线路、动静脉血氧饱和度仪、插管、导丝、ECMO套包，以及急救包，包内物品包括接头、无菌剪刀、管道钳、无菌手套、晶体/胶体等液体、输液器、氧饱和度接头、不同型号的注射器、三通、肝素帽等，以及紧急应用的药品，如镇静药、肌松药等，患者的ECMO记录单都要备齐。

## 三、ECMO建立

确定ECMO适应证后，体外循环医师要在最短的时间内整理好相关物品，快速做好ECMO系统预充工作，并迅速将相关设备耗材转运到患者床旁，根据插管部位选择合适的动静脉插管及远端灌注管，一般外周动脉插管1根、静脉引流管1根、下肢远端动脉鞘管1根。系统预充完毕，在床旁连接好电源、气源、水源后，待外科医师动静脉插管完成，与ECMO系统建立连接，核对管道无误、确保管路没有气泡的情况下缓慢开始ECMO辅助支持。

插管部位可以选择手术时原插管方式，不需要再次插管，只需要转接到ECMO动静脉管路上即可，操作比较简单，但需要延迟关胸和开胸拔管。如果考虑辅助时间长，避免二次开胸拔管，成人大部分采用股动静脉插管或腋动脉股静脉插管，小儿采用颈部插管。同常规插管一样，需要注意的是，如果体外循环机未停机要转换到ECMO，应先停体外循环，夹闭并拔出静脉插管，再开始ECMO运转，以防止ECMO静脉端进气；如果血容量不足，可以通过体外循环动脉插管快速输血，及时补充血容量，当循环稳定后再拔出动脉插管。ECMO开始运行后，观察动静脉血氧变化情况，确保氧供流量稳定，而后根据血流动力学变化情况及血气电解质指标调整内环境，维持有效循环。通常ECMO辅助流量可以达到正常心输出量的50% ～ 70%。

ECMO建立时抗凝管理：从CPB转ECMO时一般不再另外给予肝素，运行后予半量鱼精蛋白中和或不中和，待肝素浓度下降，ACT值低于160秒或APTT低于50秒时持续泵入肝素，起始剂量为4U/（kg·h）。

ECMO建立后，设定初始流量3 ～ 3.5L/min，吸入氧浓度70% ～ 80%，通气流量2L/min。

## 四、ECMO转运

如果是手术室建立ECMO，待手术结束后需将ECMO转运至ICU，转运前需协调人员和装备，转运途中监测生命体征，转运完成后待患者情况稳定记录数据，最大限度保证患者的安全。

（秦春妮）

第四章　特殊体外循环管理

# 第五章 ECMO建立和
# 管理常规

## 一、ECMO建立

### 1. 物品准备

（1）设备：检查ECMO架车，包括ECMO控制器、离心泵驱动器、水箱、空氧混合器、血氧饱和度仪、手摇把、UPS电源、氧气瓶的功能状态（图1-6）。

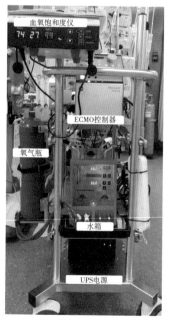

图1-6 ECMO设备

（2）耗材：ECMO套包，ECMO手提箱（内含ECMO所用股动脉插管、动脉鞘管、动脉穿刺针、动脉穿刺导丝、静脉穿刺导丝、氧饱和度接头、肝素帽、压力延长管、ACT仪），股静脉插管。

（3）根据需要准备近红外光谱（NIRS）监测仪等。

2. 建立过程

（1）预充系统：采用复方电解质预充；预充完毕后保留预充袋及连接管路24小时。

（2）插管前予50 ～ 100U/kg肝素化，ACT＞200秒可以置管；如为体外循环无法脱机转为ECMO辅助，则不需给负荷剂量肝素（详见第四章第五节）。

（3）插管位置：最常应用股动静脉VA-ECMO插管，静脉插管尖端位于右心房，动脉插管如在股动脉，尖端位于髂总动脉末端。建议股动脉插管连接动脉鞘管作为下肢远端灌注插管（图1-7）。通过胸部X线片或超声定位插管位置。

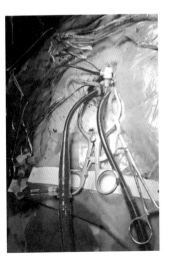

图1-7　股动静脉和远端侧支灌注插管

### 3. 转运过程

（1）ECMO控制器电源连接至UPS电源，氧气管连接至氧气瓶，关闭水箱。

（2）转运途中ECMO架车保持和患者的距离，避免碰撞致管路扭折或脱落等。

（3）转运至目的地后先连接电源，气源，打开水箱，观察ECMO转速流量及其他部件的工作状态。

## 二、ECMO管理

### 1. 流量管理

（1）初始流量50～60ml/kg，且转速尽量不高于3500rpm，提供充分的氧供偿还氧债后可根据目标值调节流量。

（2）目标值：MAP 65～70mmHg；$SVO_2 > 65\%$，Lac有下降趋势或正常，尿量满意。

### 2. 通气设置

（1）ECMO通气/血流比＝1：（1.5～2），维持二氧化碳分压35～45mmHg、氧分压200mmHg左右。

（2）呼吸机：肺保护模式，6ml/kg以下的潮气量，降低跨肺驱动压（气道峰压－呼气末正压），避免肺萎陷。

### 3. 温度管理

（1）建议温度：35～36℃。

（2）体外心肺复苏患者：视患者凝血功能，初期维持低温34～35℃，48小时后复温0.5℃/6h。

（3）CPB转ECMO患者：维持35～36℃。

（4）清醒ECMO患者：维持36～37℃，并注意转流前预充液加温。

### 4. 抗凝管理

（1）首选普通肝素抗凝，普通肝素200U/kg稀释至50ml，1ml/h起，需调节肝素剂量时，一般每次上调或下调泵速0.5ml/h。

（2）抗凝目标，ACT-LR每3小时监测1次，APTT每6小时监测1次，抗Xa每日监测1次。ACT-LR目标值160～200秒，APTT目标值50～80秒，抗Xa目标值：0.3～0.7U/ml。

（3）血制品输注阈值：Hb 80g/L，PLT 50×10⁹/L，AT-Ⅲ活性50%。

（4）出血时抗凝策略：如存在非外科性大量出血，保持3L/min以上流量，可暂不抗凝。

### 5. 血管活性药物

（1）维持适度心肌收缩力和外周血管张力。

（2）MAP 50～70mmHg，参考生理状态（如原本有高血压可适当提高）以及冠状动脉灌注情况。

（3）维持主动脉瓣开放，避免左心膨胀。

### 6. 容量控制

（1）在ECMO流量稳定的前提下，尽量维持液体负平衡。

（2）维持相对较高COP，减轻组织水肿，小儿COP维持在16～20mmHg，成人COP维持在18～22mmHg。

## 三、ECMO撤机

### 1. 撤机标准

（1）准备撤机前应充分评估和改善患者的心率、心律、容量、心肌收缩力，纠正心脏疾病（包括冠状动脉病变、心脏压塞、严重瓣膜病变等），改善其他心外合并症（包括感染、电解质紊乱等）。

（2）当心脏功能恢复良好，ECMO流量小于1/3或低于1.5L/min时，较小剂量的血管活性药物可以维持满意的循环可考虑撤机。

（3）心脏功能评估：动态超声心动图，左心室收缩性功能：主动脉速度-时间积分，LVEF和二尖瓣环收缩期峰值速度（S'）（EF＞30%、心室运动协调、主动脉速度-时间积分＞10秒、S'＞5cm/s可考虑停机）。

（4）关注右心功能，超声心动图检查评估右心室舒张末径、三尖瓣环收缩期位移（TAPSE）等。

## 2. 撤机流程

（1）逐步降低流量至1.5L/min以下，观察半小时以上，循环稳定。

（2）加强抗凝，维持ACT＞200秒。

（3）停止ECMO后尽快拔除动静脉插管，否则需肝素水封管。

（4）ECMO管路动静脉对接自循环4小时。

（5）ECMO内管路中的血液根据实际情况，可回输给患者。

（6）适当补充容量，调整血管活性药物。

（7）增加呼吸机支持条件。

## 3. 撤机后注意事项

（1）撤机后要继续行超声检查排除下腔静脉血栓，深静脉血栓急性期可以溶栓，后期治疗以抗凝为主，如果有脱落风险，可以放置下腔静脉滤器防止肺血栓栓塞。不适宜做深静脉血栓取栓。

（2）监测足背动脉搏动，如无搏动，超声检查是否有动脉血栓形成，如有需要拉栓取栓。

（3）ECMO患者术后早期活动可减少深静脉血栓形成。

（闫姝洁）

# 第二部分
## 小儿体外循环

# 第一章　体外循环前检查常规

体外循环前检查清单见表2-1。

表2-1　体外循环前检查清单

| 序号 | 项目 | 内容 |
|---|---|---|
| 1 | 电源连接 | 牢固确切，并能防止插头意外掉落及线路故障 |
| 2 | 气源连接 | 无误，气体管道无泄漏及打折扭曲 |
| 3 | 氧气管方向 | 保证气体过滤器方向 |
| 4 | 氧气管通畅 | 无扭曲及液体堵塞 |
| 5 | 气体平衡 | 中心供气气压正常，空氧混合器不报警 |
| 6 | 氧合器漏水试验 | 预充安装前氧合器需正确连接水箱出入口试水3～5分钟，仔细检查无渗漏方可使用 |
| 7 | 氧合器安装是否正确 | 动静脉连接，气体出入口及水箱连接正确无误 |
| 8 | 氧合器排气孔开放 | 黄色排气孔小帽去除，保证氧合器良好通气 |
| 9 | 主泵运转情况 | 匀速，无噪声，泵槽内无异物，泵管固定及松紧适度 |
| 10 | 主泵流量校正 | 确认不同泵管的流量校正无误 |
| 11 | 摇把准备 | 摇把随手可得，预防意外停泵 |
| 12 | 地线连接 | 防止与其他设备的干扰 |
| 13 | 水箱连接及温度调节 | 根据不同的体外循环方法选择适当的水温，检查水路循环的开放及关闭状态是否正常 |
| 14 | 泵压监测 | 压力表归零，加压表针运动正常，测压管路无漏气，液压传感器正常 |
| 15 | 预充排气 | 预充时确切排气，尤其避免动脉管路的微小及附壁气栓 |

| 序号 | 项目 | 内容 |
|------|------|------|
| 16 | 动脉滤器连接 | 防止微小栓子进入患者体内 |
| 17 | 动静脉侧路 | 所有侧路均夹闭 |
| 18 | 停搏液安装并核对 | 确保停搏液正确无菌配制,安装管路无扭曲打折及微小气泡,泵管松紧及固定适度,防止泵后压力增高可能导致的倒流现象,注意停搏液排气针的放置 |
| 19 | 接口扎带 | 泵后接口承受高压的部位均需扎带固定,检查有无松脱或遗漏 |
| 20 | 台上物品准备 | 术中可能使用的管道及物品均需备齐,确认管道接口匹配 |
| 21 | 预充液、库血核对 | 再次确认预充液量是否与体外循环计划相符,库血需严格遵循"三查八对",杜绝错误输血,库血预充输入必须在手术间内进行 |
| 22 | 术中药品准备 | 体外循环期间可能使用的药品已经无菌配好并核对无误 |
| 23 | 左右心吸引安装、方向及调试 | 负压适度,方向正确,管道无扭曲及堵塞 |
| 24 | 充分抗凝 | ACT>410秒(Hemochron插片法);充分抗凝,严格按要求执行,不满足上述标准不能开始体外循环,并及时查找原因,追加肝素或新鲜冰冻血浆 |
| 25 | 静脉放血 | 静脉放血管道及物品是否准备齐全,操作保证无菌 |
| 26 | 预充肝素 | 小儿机内常规预充液加肝素2000U,若预充库血者,直接将肝素加入库血并充分混合后加入回流室,并使预充液中的肝素尽量混合 |
| 27 | 氧饱和度监测 | 确切连接,电量充足,显示正常 |
| 28 | 术前血气分析 | 了解体外循环前电解质及血红蛋白浓度 |
| 29 | CPB前核对管道 | 动静脉连接后需与术者核对管道无误后方可平稳开始体外循环 |

(段 欣)

# 第二章 体外循环常用技术规范

## 第一节 预 充

### 一、晶体液

预充量随使用的管道及氧合器不同而调整，不同晶体预充液的成分、渗透压及pH值存在差异。目前使用复方电解质液（醋酸林格液）预充CPB系统，该晶体液用醋酸根和葡萄糖酸根代替乳酸根，可不经肝脏代谢直接转变为碳酸根，酸碱缓冲力更强。pH 7.4，渗透压294mOsm/L，$Cl^-$ 98mmol/L，更接近人体血浆值，更适用于婴幼儿。不含$Ca^{2+}$，停止体外循环前需注意补充钙剂。

### 二、胶体液

1. 人工胶体

琥珀酰明胶：小儿CPB术中常用的明胶类人工胶体，分子量小，血管内半衰期2～3小时，扩容效力3～4小时，可经肾小球滤过和蛋白酶水解，在体内可完全被代谢。

2. 天然胶体　主要用于新生儿、危重症发绀患儿的CPB预充。

（1）25%人血白蛋白：其渗透压相当于正常小儿血浆渗透压的5～6倍，扩容效果好，维持胶体渗透压稳定，但价格昂贵。

（2）5%人血白蛋白：与25%的人血白蛋白浓度不同，相当于正常成人血浆胶体渗透压。

**3. 胶体渗透压（COP）计算**　不同患儿因代偿性病理生理状态不同，术前COP也不同，因此需要根据患儿基础状态来调整预充液COP，术中维持COP $12 \sim 14$ mmHg。

（1）预充液胶渗压：（$COP_{人工} \times 胶体量_{人工} + COP_{天然} \times 胶体量_{天然}$）/总预充量。

（2）转中胶渗压：（$COP_{患儿} \times 血容量_{患儿} + COP_{预充液} \times 预充量$）/（$血容量_{患儿} + 预充量 + 术中需给予的晶体量$）。

## 三、血制品

**1. 血浆**　目前在小儿体外循环中不常规预充血浆。如遇以下特殊情况，需要根据患儿的基础状况而适度补充。

（1）重度发绀患儿（HCT＞54%）。

（2）术前有肝功能障碍或凝血功能障碍相关疾病。

（3）术前使用影响凝血功能药物，如华法林、低分子量肝素、凝血酶抑制剂等。

**2. 红细胞**　体外循环开始前需要根据对患儿术中及术后HCT的预判结果来决定是否预充红细胞及用量。目前在婴幼儿体外循环中尽量用新鲜去白悬浮红细胞。当有下列情况时考虑输注红细胞。

（1）术中HCT预测值＜21%，新生儿预测值＜25%，且容量不足无法进行超滤者。

（2）对于重症发绀患儿，术中HCT预测值低于术前基础值50%，术后HCT预测值低于术前基础值70%。

（3）改良超滤后HCT预测值＜30%。

**3. HCT预测值计算**

（1）术中HCT：$HCT_{患儿} \times 血容量_{患儿}$/（$血容量_{患儿} +$

预充量＋术中需要给予的液体量＋停搏液回收量－常规超滤量）。

（2）术后HCT：$HCT_{术中} \times$（血容量$_{患儿}$＋预充量＋术中需要给予的液体量＋停搏液回收量－常规超滤量）/（血容量$_{患儿}$＋预充量＋术中需要给予的液体量＋停搏液回收量－常规超滤量－改良超滤量）。

## 四、药物

**1. 肝素** 一般在术中使用普通肝素，12 000U/2mg规格（肝素钠注射液），以ACT＋测量片、Hemochron仪器监测抗凝效果。

**2. 血管收缩药物** 体外循环开始后，由于从生理的自身搏动灌注变为平流灌注，体内儿茶酚胺量被过度稀释，血液稀释后黏滞度下降，或某些患者（如重症发绀患儿）因特有的病理生理基础造成的外周阻力过低，这些会造成患者血压下降明显，不足以保证有效灌注压，因此需要药物支持维持外周血管张力。

（1）甲氧明：该药为单纯的$\alpha_1$受体激动药，有明显的血管收缩作用，能通过提高外周阻力使收缩压和舒张压均升高，而对心脏无兴奋作用。临床中通常以$0.5 \sim 1.0$mg/ml浓度备用，需要时适量给予。

（2）去甲肾上腺素：是强烈的$\alpha$受体激动药，对$\beta_1$受体作用较弱，对$\beta_2$受体几乎无作用。临床中通常以4μg/ml浓度备用，在需要时适量给予。

**3. 血管扩张药物** 在手术过程中出现异常高血压（MAP＞60mmHg），需要积极进行降压处理。

（1）吸入麻醉药（七氟烷）：通常在体外循环中使用$1\% \sim 2\%$的浓度维持麻醉，3%以上的浓度则有明显的降压作用，其特点为起效快、停药后作用消失快、可控性好等。通常在以下情况时可用体外吸入麻醉：①随着体外循环时间延长麻醉深度不足造成外周阻力增高。②需要早拔管或麻醉快通道患儿术中需要维持麻醉深度。

（2）尼卡地平：第二代双氢吡啶类钙离子拮抗药，产生明显的血管扩张作用，可选择性地作用于脑血管和冠状动脉，主要扩张微小动脉，静脉扩张作用甚微，作用持续时间较长，临床上常以0.5mg/ml浓度备用。

（3）酚妥拉明：竞争性、非选择性$\alpha_1$和$\alpha_2$受体阻滞药，引起血管扩张和血压降低，以小动脉为主，静脉次之，可使全身平均动脉压和全身血管阻力暂时下降，作用持续时间较短，多用于ECMO期间降压、改善微循环，需持续微量泵输注。

**4. 其他药物**

（1）碳酸氢钠：①预充。由于部分预充液pH偏低，或CPB系统需要预充库血，可能在预充液内加$10 \sim 20ml$ 5% $NaHCO_3$溶液。②转中。根据术中血气决定补充$NaHCO_3$量，$NaHCO_3$需要量（ml）=（目标BE值－实测BE值）×患者体重（kg）×0.3。

（2）甲泼尼龙：具有强烈的抗炎抗过敏作用，降低炎症反应，稳定细胞膜，升高血糖作用强，水钠潴留作用弱。在常规体外循环中一般不做预充或转中的常规用药，当出现如下情况应考虑给予：①深低温停循环手术。②常温及浅低温手术中出现需要停循环或出现脑及脊髓灌注不足的突发意外情况，给予量通常为$15 \sim 30mg/kg$。

（3）呋塞米：袢利尿药，可增加水及电解质排泄，抑制$Na^+$重吸收，降低肾血管阻力，增加肾皮质深层血流，有预防急性肾衰竭的作用，术中可常规给予$3 \sim 5mg$。

（4）硫酸镁：降低肌肉及脑细胞膜的兴奋性，舒张血管，竞争性抑制$Ca^{2+}$，术中建议维持在正常水平即可。

（5）葡萄糖酸钙：先心病婴幼儿尤其是发绀型先心病患儿体内$Ca^{2+}$储备和利用异常，并且由于血容量绝对值少、体外循环相对稀释度大，预充液通常不含钙，因此在心脏复跳后或在常温辅助期间需要根据实际情况给予 $1 \sim 2g$ 葡萄糖酸钙。使用库存红细胞后，每单位追加 $0.5g$。

（6）利多卡因：可降低心肌自律性，具有抗室性心律失常的作用。婴幼儿体外循环中不常规给予利多卡因，当患者开放升主动脉后出现室性心律失常时可给予盐酸利多卡因注射液，用量通常为 $3 \sim 5mg/kg$。

（7）甘露醇：大分子单糖产生高渗脱水作用。降低颅内压，增加肾血流量，改善微循环，增加组织灌注，有一定的自由基清除作用。当出现下列情况时，可在患者直肠温高于 $30℃$ 后给予甘露醇 $0.5 \sim 1.0g/kg$：①深低温停循环。②常温及浅低温手术中出现需要停循环或出现脑及脊髓灌注不足的突发意外情况。③床旁抢救等特殊情况。

（崔勇丽）

# 第二节　前　并　行

前并行是体外循环开始阶段，从部分过渡至完全由人工心肺机替代患儿呼吸、循环的过程。这一过程患儿容易发生低血压，尽量做到平稳过渡。需要关注以下几点：液面、静脉引流、泵压、氧合、血压、心律（率）、心脏收缩情况，适当放空心脏，缓慢降温或保温，避免心脏过胀，避免心室颤动。

## 一、导致前并行低血压的因素

心脏前负荷的变化，外科操作刺激，血液稀释，心率和/或心律变化，非生理平流灌注，温度变化，过敏反应等。

## 二、出现低血压的应对措施

提高流量；根据具体情况给正性肌力药物或者缩血管药物；适当降低温度，保护脏器；判断是否行抗过敏治疗等。

（胡金晓）

# 第三节　心　肌　保　护

阜外医院小儿心肌保护液灌注均采用小泵头驱动结合冰块变温的方法，持续监测灌注压力。

1. **改良 St.Thomas 停搏液**　目前阜外医院小儿常用的仿细胞外液型停搏液，配制方法：复方钾钙镁溶液10ml（阜外医院配制）＋15% KCl注射液2ml加入500ml复方电解质。具体灌注量：常规首次剂量20ml/kg，灌注压＜150mmHg，每30分钟复灌10ml/kg，如停搏期间有心脏电－机械活动立即补灌直至心脏电－机械活动停止。

2. **HTK停搏液**　又名Bretschneider液，仿细胞内液型停搏液，为低钠、微钙溶液（表2-2）。具体灌注量：小儿剂量40～60ml/kg，灌注压＜100mmHg，灌注持续时间5～6分钟。维持时间2～3小时，其间保持心脏局部低温。

表2-2　HTK停搏液成分

| 成分 | 浓度（mmol/L） |
|---|---|
| $Na^+$ | 15 |
| $K^+$ | 9 |
| $Mg^{2+}$ | 4 |
| $Ca^{2+}$ | 0.015 |

| 成分 | 浓度（mmol/L） |
|------|------|
| 组氨酸·HCL·H$_2$O | 18 |
| 组氨酸 | 180 |
| 色氨酸 | 2 |
| α-酮戊二酸-氢-钾 | 1 |
| 甘露醇 | 30 |

注：渗透压为310mOsm/L。

（赵明霞）

## 第四节　负压辅助静脉引流

### 一、基本原理

静脉储血罐密闭，上端一口与负压源连接，储血罐上有正/负压安全阀门，避免产生过高正/负压，保证储血罐内产生一定程度负压，保证静脉的足量引流，不发生静脉萎陷吸瘪。

### 二、型号

阜外医院现用VAVD有3种型号，现以MAQUET为例介绍，其控制器结构图如图2-1、图2-2。

### 三、特点

VAVD的使用需要连接外源性负压，通过调节负压强度增加患者静脉引流量。负压值通常不超过-40mmHg，在达到预定流量的前提下，应该尽量使用最小的负压。

第二章　体外循环常用技术规范

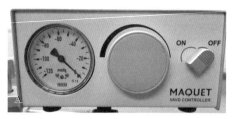

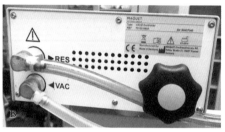

**图2-1 MAQUET VAVD**

注：A.正面；B.背面。

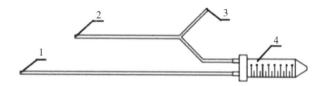

**图2-2 MAQUET VAVD负压引流配件示意**

注：1.接VSVD出口；2.接氧合器回流室排气孔；3.紧急负压释放口；4.气液分离瓶。

## 四、应用要点

### 1. 开机操作步骤

（1）确保VAVD后面板连接口正确。

（2）主面板开关置于OFF。

（3）连接吊塔负压并调节吊塔负压表到合适数值。

（4）检查回流室密闭性，拔除减压阀保护装置。

（5）用无菌硬质硅胶管连接VAVD连接头至氧合器

回流室排气口（黄色帽覆盖口），并保证管道通畅无扭曲、打折。

（6）调节VAVD主面板旋钮使指针到设定数值（−40～−20mmHg）。

（7）将主面板开关置于ON，此时负压指针应该归于0mmHg。

（8）需要负压辅助引流时，直接管道钳钳闭VAVD管路上的Y字形减压管。

（9）VAVD指针将上升并固定在设定负压值水平。

（10）如果指针未达到设定值，需要检查回流室密闭及吊塔负压。

（11）如果引流不佳可适当调节旋钮增加负压值，但不建议超过−40mmHg。

### 2. 关机操作步骤

（1）调节主面板旋钮至指针到0mmHg。

（2）松开Y字形减压管的管道钳，即氧合器回流室通大气。

（3）VAVD主面板开关置回OFF。

（4）手术结束后断开VAVD与回流室连接管。

### 3. 常见使用差错及意外

（1）回流室非密闭，无法实现负压引流。

（2）VAVD与回流室连接错误（误连接至左右心吸引连接口、快速预充口）。

（3）负压过大导致氧合器血相压力过低，氧合器进气（详见附录F）。

（4）VAVD未与具有正压释放及过高负压补偿功能的回流室配合使用。

（5）VAVD连接至回流室的软管扭曲或打折。

（赵明霞）

# 第五节 流 量 管 理

婴幼儿基础代谢率高，单位体表面积流量高于成人，注意避免因流量不足造成细胞、组织、器官缺血缺氧。阜外医院小儿多以体重为参考计算灌注流量，不同体重婴幼儿体外循环的流量范围见表2-3。

表2-3 不同体重患儿的建议灌注流量

| 体重（kg） | 流量 [ ml/（kg·min）] |
|---|---|
| <3.5 | 150～200 |
| 3.5～7 | 120～200 |
| 7～10 | 100～150 |
| 10～20 | 80～120 |
| 20～30 | 80～100 |
| >30 | 60～80 |

除了体重，灌注流量还需要参考其他因素：包括温度、年龄、血红蛋白浓度、术野回血情况、动脉泵压、静脉引流等。

术中灌注流量不足，可表现为低血压、混合静脉血氧饱和度（$SvO_2$）低、少尿、高乳酸血症、代谢性酸中毒等。

$SvO_2$是判断灌注流量的重要指标，小儿$SvO_2$需维持50%以上。如低于50%，处理方法如下：①提高流量。②调整通气条件。③提高HCT，输注红细胞或超滤。④降温。⑤如复温后$SvO_2$低，可考虑暂停继续复温，心脏复跳后，根据心脏收缩情况，尽早恢复自身肺氧合，再继续复温。

（胡金晓）

# 第六节 血气管理

血气有pH稳态及α稳态两种管理模式。目前阜外医院小儿体外循环术中多采用α稳态。CPB中动脉血气参考指标如下。

**1. pH值** 维持在7.35～7.45。

**2. PaCO₂** 维持在35～45mmHg，先心病伴有肺动脉高压患儿维持在正常值范围低限，有利于降低患儿肺动脉压力。

**3. PaO₂** 维持在150～200mmHg，发绀患儿适当降低。

**4. SaO₂** 维持在95%～100%。

**5. 电解质**

（1）Na⁺正常值135～145mmol/L。①高钠血症常见的原因为医源性补充碳酸氢钠过多、脱水等。②低钠血症见于HTK停搏液回收入循环过多，如低于125mmol/L需适当补充浓钠。

（2）K⁺正常值3.5～5.5mmol/L。体外循环过程由于灌注高钾停搏液可能造成高血钾，低血钾也较为常见。①高钾血症的常见原因：停搏液进入循环或大量输注陈旧库血，可通过平衡超滤以及给予利尿药、补充钙剂、碳酸氢钠及胰岛素等方法处理。②低钾血症见于尿量过多、无钾液体回收入循环过多（术中冰水、冲洗液等）、低温等，婴幼儿体外循环过程中低钾血症补钾应慎重，严格根据尿量、血气指标补钾。补钾公式：

$$K^+（需补钾量）=（K^+目标值-K^+实测值）\times 体重（kg）\times 0.3$$

温度对婴幼儿K⁺的影响较大，低温时K⁺转移入细胞内导致血清K⁺下降，可不急于补K⁺，并参考转前K⁺浓度或复温至35℃后血清$K^+$浓度确定补钾方案。

（3）$Ca^{2+}$正常值1.10～1.25mmol/L。婴幼儿的血管张力及心肌收缩能力对钙离子依赖较大，因此通常维持钙离子浓度在正常值范围偏高水平。钙剂（阜外医院使用葡萄糖酸钙）使用时注意事项如下：①前并行时间较长者可适当补充少量钙剂。②库血输注后需要补钙。③升主动脉开放心脏复跳5分钟后给予钙剂。④后并行期间可根据血气结果及时补钙。

（4）$Mg^{2+}$正常值0.45～0.65mmol/L。术中根据血气监测结果适当补充$Mg^{2+}$。

（5）血糖正常值3.3～11.1mmol/L。术中发生低血糖应即刻补糖，少量分次给予。当血糖＞17.5mmol/L时，可考虑降血糖处理，如平衡超滤，必要时可应用胰岛素。

（6）乳酸正常值＜2mmol/L。正常体外循环手术维持乳酸在2mmol/L以下，注意术中流量与温度的匹配，术后维持好的心功能、补足容量对降低乳酸有利。

（7）BE正常值-3～＋3mmol/L。出现代谢性酸中毒时补充碳酸氢钠，补碱公式：

$$[HCO_3^-]需要量（mmol/L）=（BE目标值-BE实测值）\times$$
$$kg\times0.3$$
$$[HCO_3^-]1mmol=[5\%NaHCO_3]1.68ml$$

补碱原则：先补需要量的1/2～2/3，再根据血气结果调整。

（崔勇丽）

# 第七节　压　力　管　理

## 一、平均动脉压（MAP）

体外循环过程中的动脉压力与流量、患儿血管张力、血液黏滞度等因素相关。小儿体外循环过程中需维持适当压力,推荐压力标准见表2-4。

表2-4　不同体重患儿推荐目标MAP

| 体重(kg) | MAP(mmHg) |
|---|---|
| 新生儿(＜6) | ＞25 |
| 幼儿(＜15) | ＞30 |
| 小儿(16～40) | ＞40 |

小儿较少发生血管狭窄或梗阻,因此CPB期间流量比MAP相对更重要,术中血压偏低比成人更加常见。

**1. 转中MAP过低的处理流程**

(1)确保实际泵管管径与机械面板或显示屏选择管径一致,保证真实灌注流量。

(2)检查管路及氧合器旁路是否夹闭。

(3)补足因已知旁路打开(超滤、灌注含血停搏液、根部排气)而损失的流量。

(4)体外循环前了解患儿体内是否有PDA或大的体-肺侧支。

(5)提高流量。

(6)过敏(抗过敏治疗)。

(7)给予缩血管药物。

(8)适当降温。

**2. 血压过高(MAP＞60mmHg)的处理流程**

(1)排除插管位置异常,明确压力监测部位。

(2)确认麻醉深度。

(3)吸入4%以下的七氟烷。

(4)如果$SvO_2$ 65%,可考虑降低流量。

(5)给予扩血管药物。

## 二、中心静脉压（CVP）

体外循环中的CVP应比术前低，理想状态下应为负压。转机后上下腔静脉阻断前可以通过静脉压、心脏是否饱满判断引流情况。CVP升高可能导致低灌注或组织水肿。

阻断上下腔静脉后静脉压不能正确、完全反映引流状况，可以通过以下方法进一步了解静脉引流情况。

1. **上腔静脉引流情况判断** 根据上腔静脉压力数值、氧合器液面变化、患儿面部颜色，触诊下颌角、耳垂等周围组织判断引流情况。侧切口手术由于患儿体位、牵开器牵拉等原因导致静脉压高于常规体位手术。

2. **下腔静脉引流情况判断** 没有股静脉测压的情况下，下腔静脉引流情况不易判断。可在前并行过程中，下腔静脉插管开始引流时注意观察氧合器液面变化。如下腔静脉引流不佳，术后可能会发生胃肠道水肿、肝功能损害等腹腔脏器损伤。

患儿因术前禁食水时间、心功能状态、肺血多少以及尿量等不同，通过氧合器液面绝对值高低判断引流情况并不准确，动态观察氧合器液面变化有一定意义。

3. **高CVP的处理流程**

（1）检查体外循环静脉引流管路是否通畅。

（2）检查麻醉静脉测压管路是否通畅及处于零点。

（3）要求外科医师调整静脉插管位置。

（4）如患儿发育有左上腔静脉且术中未插静脉引流管，应及时插管或松开阻断带。

（5）检查氧合器回流室是否通大气。

（6）适当增加VAVD的负压值。

## 三、左心房压（LAP）

麻醉医师经颈内静脉置管，外科医师术中经房间隔放入左心房测量LAP，用于停机前和术后辅助评判左心功能，正常值为8～10mmHg。

LAP增高常见原因有换能器位置异常、测压管靠近二尖瓣口或二尖瓣反流、左心房管不通畅、左心功能不全等。

## 四、主泵管路压力

婴幼儿体外循环容易出现主泵管路压力增高，多见于患儿主动脉发育偏细、动脉插管选择偏细、插管位置异常等情况。

（胡金晓）

# 第八节　温 度 管 理

监测鼻咽温和直肠温。体外循环温度管理根据鼻咽温度分为浅低温（32～35℃）、中低温（26～31℃）、深低温（<25℃）。简单手术采用浅低温管理，如手术野回血多，可根据需要适当降低温度。建议阻断升主动脉时鼻咽温在34℃以下，开放升主动脉时鼻咽温最好在30～34℃。温度管理需要注意以下几点。

（1）变温时水温与鼻咽温温差要小于5～8℃。

（2）合并动脉导管未闭（PDA）的患儿，前并行降温需要在PDA处理后开始。

（3）停机温度要求：鼻咽温36～37℃，直肠温>35℃，新生儿直肠温>36℃。

（4）低体重患儿（<10kg）停机后需要打开加温器Bair Hugger进一步保温，室温维持25℃。

（胡金晓）

# 第九节　后　并　行

心脏复跳后调整内环境，辅助心功能。麻醉呼吸机恢复通气后逐步还血评判心功能和血流动力学指标是否满意，为停机做准备。后并行辅助时间通常视心脏阻断时间长短而定，一般要求不低于阻断时间的1/4。经食管超声心动图（TEE）确认畸形矫治满意后可调整停机。

（胡金晓）

# 第十节　超滤技术

## 一、常规超滤（CUF）

**1. 连接方法**　超滤器与体外循环通路并联，其入口端与动脉管路相连，一般与动脉微栓滤器顶端出口或采动脉血标本的旁路（如Terumo FX05）相连，出口端与静脉回流室相连（图2-3）。

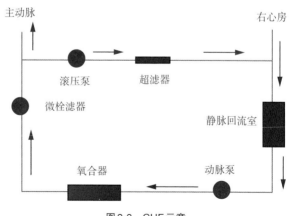

图2-3　CUF示意

2. **特点** 在体外循环过程中进行，用于滤除水分、浓缩血液。但小体重婴幼儿血容量少，灌注流量小，CUF功能有限。

## 二、改良超滤（MUF）

1. **连接方法** 阜外医院小儿MUF超滤器入口端与动脉管路相连，出口端与停搏液三通连接，经停搏液灌注管（1/8英寸）回输到右心房。安装体外循环管路时应同时安装超滤管路并预充排气（图2-4）。

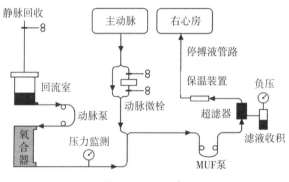

图2-4 MUF示意

2. **特点**

（1）CPB结束后短时间内直接滤出体内多余水分，改善心肺功能。

（2）浓缩血液，提高HCT的同时提高胶体渗透压和凝血因子浓度。

（3）该技术在体外循环结束后即刻进行，一般持续5～10分钟，从动脉到静脉，超滤过程中如有容量不足，可直接从主动脉泵将氧合器内余血回输给患儿。

（4）对于血液稀释度大、容量多的患儿，可在转流中随时实施超滤。

（5）实施MUF时，由于整个体外循环管路处于预充状态，可在发生意外时迅速恢复常规CPB，必要时在转流过程中也可进行超滤。

（6）超滤时继续保持肝素化。

3. **注意事项**

（1）进气：MUF过程中如发现氧合器、动脉微栓或动脉管路中进气，应立即停止。原因一般是动脉插管引流血液端阻塞，常见于动脉管路打折、动脉插管尖端贴附主动脉壁、MUF流速过快等。

（2）血流动力学波动：MUF过程中应该避免因容量变化致患儿血流动力学波动过大。阜外医院小儿MUF流量范围在50 ～ 100ml/min（小泵转速8 ～ 15RPM），根据剩余机血的量及患儿血红蛋白情况等综合因素决定滤出液的量。

（3）保温：婴幼儿患者在MUF期间体温会明显下降，尤以新生儿明显，需要采用管路保温装置。若无保温装置，需在停机前，鼻咽温和直肠温均应达到36℃。

## 四、零平衡超滤（ZBUF）

1. **连接**　上述两种连接方法均可实施。

2. **特点**

（1）滤出液体的同时加入等容量的平衡液（阜外医院常用复方电解质液），用于处理术中高钾、高糖、高乳酸血症及炎症介质去除等。

（2）液体的加入和滤出等量进行。

（3）对血液、药物和离子浓度影响较大，应及时监测血电解质浓度和ACT变化。

（赵明霞）

# 第十一节 抗凝策略

## 一、普通肝素抗凝

由麻醉医师经中心静脉给予400U/kg，5分钟后测量ACT，ACT（Hemochron监测仪）＞300秒后可进行插管操作（图2-5），410秒后可开始体外循环转流（不同厂家标准不同，以实际选用的测量方法确定抗凝效果是否达标）。

小儿体外循环系统预充1000～2000U。

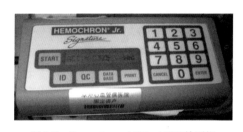

图2-5　Hemochron ACT、APTT检测仪

## 二、抗凝不足的处理

（1）核对给药注射器及安瓿。

（2）检查给药途径。

（3）半量追加肝素，5分钟后抽血复查ACT。

（4）如追加2倍全量肝素仍未达标，应及时补充新鲜冰冻血浆，5～10ml/kg。

（5）对于术前ACT不易达标，转中ACT下降较快的患儿应密切监测ACT，严格执行15～30分钟复查，并及时补充肝素。

### 三、肝素耐药或替代的处理

如出现肝素抗凝无效，在排除给药途径无误后，考虑患者可能为 AT-Ⅲ 极度缺乏、可中和肝素的成分较多或出现类肝素物质与肝素竞争占据 AT-Ⅲ 位点等原因，可通补充肝素作用底物（AT-Ⅲ 制剂或血浆）或者改换抗凝方式来解决。

**1. 补充血浆** 补充量为 10ml/kg。补充血浆后继续给予全量肝素抗凝，测 ACT 值作为监测指标。

**2. 肝素替代** 当患者出现以下情况时可选择肝素替代治疗：①补充血浆后仍然无法达到理想的抗凝效果。②患者在半年内有明确的 HIT 病史。

**3. 常用肝素替代药物及相关监测** ①阿加曲班：经肝脏代谢，肝衰竭患者会出现药物蓄积，半衰期相对合适，使用 ACT 监测。②比伐卢定：在体内 80% 经蛋白水解，20% 经肾脏代谢，但半衰期较短，术中易出现血凝块，需提高 ACT 检测频率以监测抗凝效果。③所有肝素替代药物均以微量泵持续泵入，每 15 分钟以相应的检测方法评价抗凝效果，阜外医院小儿 CPB 尚无使用经验。

（崔勇丽）

## 第十二节　尿　　量

患儿 CPB 期间尿量根据手术时间长短及术中灌注压高低存在差异，术中尿量维持在 1ml/（kg·h）较为合适。如较长时间少尿或无尿，处理如下。

（1）检查尿管路是否通畅。

（2）使用利尿药，3～5mg 呋塞米。

（3）提高灌注压。

（4）后并行期间合理使用血管活性药，补足血容量。

（胡金晓）

## 第十三节　胶体渗透压

　　小儿术中胶体渗透压维持在12 ～ 14mmHg，停机改良超滤后提高至15 ～ 18mmHg，可通过使用人工胶体、白蛋白、超滤等方式调节（图2-6）。

　　患儿年龄越小术前胶体渗透压越低，常规手术患儿仅使用人工胶体调节胶体渗透压。小体重、病情复杂、术前胶体渗透压低的患儿考虑使用白蛋白。胶体渗透压过高可能导致患儿术后组织脱水、囟门凹陷，容易造成颅内出血、尿量减少，甚至影响组织器官功能。

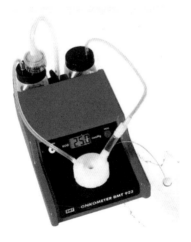

图2-6　胶体渗透压仪

（崔勇丽）

# 第十四节  局部组织氧饱和度监测

1. **基本原理**  利用近红外光谱（NIRS）分析技术在患儿不同部位近红外光发生源投射光子穿过局部组织，相邻的传感器接受反射光的光度计算局部氧饱和度（rSO₂）。

2. **型号**  阜外医院小儿现用局部氧饱和度仪有EGOS-600A（图2-7）和CASMED两款。

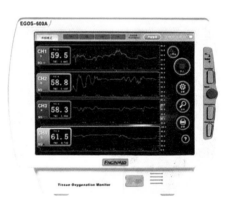

图2-7  EGOS-600A氧饱和度仪

3. **特点**

（1）用NIRS可以实时连续地监测rSO₂。可用于监测脑、肾脏、下肢等部位的局部氧饱和度。

（2）经颅NIRS可测量所有血红蛋白即混合血管床的动静脉混合血氧饱和度，rSO₂主要代表静脉部分（占80%），正常范围为55%～75%，是反映脑氧供/需平衡的指标。

（3）NIRS对温度、二氧化碳分压、HCT及流量的改变很敏感。

（4）rSO$_2$值可以较敏感地监测脑缺血。

（崔勇丽）

## 第十五节　小儿保温

1. 3M Bair Hugger 750型温度管理仪　原理：Bair Hugger加温器（图2-8）通过一根软管连接到升温毯或升温袍。加温器产生暖气，暖气通过软管流入升温毯（图2-9）或升温袍。

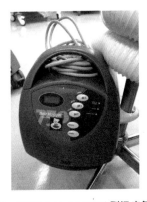

**图2-8　3M Bair Hugger 750型温度管理仪**

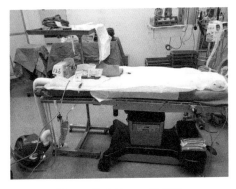

**图2-9　Bair Hugger升温毯**

**2. Fluido®Compact输血输液加温系统**  将一次性管路插入升温模块，然后将升温模块置入加温系统主机，用于血液保温。该装置可用于改良超滤血液保温，目前仅在新生儿MUF期间使用。

（赵明霞）

## 第十六节  体外循环免输血技术

婴幼儿体外循环术中预充血液制品一直以来被视为常规管理策略。但随着近年来体外循环系统的逐步优化，尤其是管路预充量的显著减少，部分先心病患儿在围体外循环期可实施免输血技术，在避免异体血液制品输入的同时，还能达到安全有效的手术预后。本节将重点阐述哪些患儿可尝试免输血技术及具体的技术策略。

（1）特殊物品准备

1）依照前面章节根据患儿体重选择相对应的最合理的管路。

2）阜外医院对于体重10kg以下患儿可选用Terumo FX05氧合器，体重10kg以上患儿根据体重依次选择Medtronic Pixie和Dideco Kids 101等型号。

3）连接改良超滤装置。

4）适度抬高氧合器，缩短管路，连接VAVD保证充分引流。

5）自体血液回收机。

6）胶体液选用琥珀酰明胶，新生儿或低体重等危重患儿可选用人血白蛋白。

（2）根据预充方案预计转中患儿HCT可以达到21%以上者，即可考虑实施无血体外循环。通常体重＜10kg且术前HCT达到42%、体重≥10kg且术前HCT达到36%的患儿均可采用无血预充方案。

（3）术中出现因低血红蛋白而产生的低氧预兆时立即补充悬浮洗涤红细胞。

（4）体重＜10kg患儿避免过度频繁抽取大量血标本监测血气和ACT。

（5）术中外科医师使用过的纱布等均需要用肝素水浸泡并经自体血液回收机洗涤回收。

（6）体外循环管道机余血收集后经自体血液回收机洗涤并回输患儿。

（7）注意事项：①免输血技术起自西方国家耶和华见证人教派的患者对手术医师提出的要求。但是我国尚无此类宗教信仰人群，因此实施免输血技术一定要在患者条件允许，手术各方面条件具备时才能完成，术中发现任何因血红蛋白浓度降低而对患儿有不良影响的情况时应立即补充血液制品，以患儿术中安全为第一要务。②本节制订的实施免输血技术是在阜外医院的硬件系统条件下，针对前期较大样本量患儿临床数据而完成，仅供条件相似的医疗单位参考使用。

（胡金晓）

# 第三章　不同术种的体外循环管理规范

## 第一节　新生儿体外循环

### 一、概述

0～28天的新生儿体重小、器官发育尚未成熟。需要在新生儿期体外循环下进行的手术均是复杂重症心脏手术，术后并发症较多。常见病种包括大动脉转位（TGA）尤其是室间隔完整型TGA（图2-10）、完全性肺静脉异位引流（TAPVC）等。

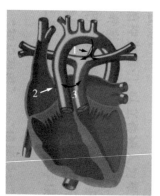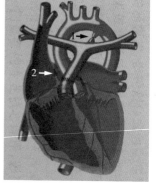

**图2-10　TGA及手术矫治示意**

注：1.动脉导管；2.房间隔缺损；3.主/肺动脉调转。

## 二、体外循环管理

1. 特殊物品准备

（1）适合新生儿体外循环的氧合器、迷你管路、插管、超滤器。

（2）优质血液制品，如贮存1周左右的悬浮少白红细胞、新鲜冰冻血浆和血小板等。

（3）预充液需要含醋酸盐缓冲液的晶体液、人工胶体液及白蛋白等。

（4）改良超滤装置。

（5）HTK停搏液。

（6）新生儿体外循环术中的上下腔静脉插管以直头静脉插管为主，特殊手术要求除外。

（7）自体血液回收机。

2. 预充液循环保温。

3. 转流前系统内（含预充血液制品）肝素化总量1000U。

4. 前并行期间控制血温和变温水箱温度差小于5℃，缓慢降温。

5. 前并行期间适当放空心脏，保持心脏跳动，避免因心脏过度充盈或温度下降过快而导致心率变慢甚至发生心室颤动。

6. 升主动脉阻断后灌注HTK停搏液，灌注量50～60ml/kg，灌注时间5～8分钟。超低体重（<2.5kg）新生儿进行复杂长时间手术时，可在维持满意的灌注时间和压力的前提下，适当增加灌注总量。

7. 转中应保证患儿HCT在24%～27%，血浆胶体渗透压在12～14mmHg。

8. 复温阶段宜均匀复温，注意鼻咽温和血温的温差小于5℃，鼻咽温和直肠温的温差小于2℃。

9. 后并行至停机前鼻咽温和直肠温均应大于36℃，以防止停机后改良超滤导致机体温度降低。但鼻咽温不超过37℃。

10. 通过改良超滤使患儿HCT＞35%，COP维持在18～22mmHg。

## 三、注意事项

1. 新生儿预充液尽量选择新鲜库存红细胞（10天之内），对于陈旧库血建议用适宜规格的自体血液回收机进行清洗处理后加入体外循环系统内。胶体预充后（包括白蛋白）一定要监测COP，避免COP过高而引起术后尿量减少。

2. 心脏后并行期间MAP维持在30～50mmHg即可，避免过高左心后负荷影响心脏功能。

3. 改良超滤前一定要保证直肠温达36℃以上，适当控制改良超滤血流量（40～60ml/min），以尽量避免循环波动，并同时密切观察氧合器及管路有无气栓发生。

4. 注意新生儿保温。停机后需要空气热毯为患儿保温，手术室房间温度适宜，避免体温下降。

（刘晋萍）

# 第二节　完全肺静脉异位引流体外循环

## 一、概述

TAPVC包括4种类型：心上型（最多见）、心内型、心下型和混合型，如图2-11所示。其特点为均合并有房间隔缺损或卵圆孔未闭，肺静脉梗阻、淤血，心房水平右向左分流大者，临床上发绀明显，分流量小者，易并发肺动脉高压和右心衰竭。大部分患儿左心室内径偏小。

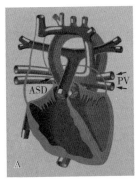
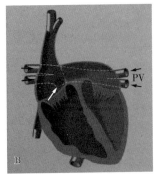
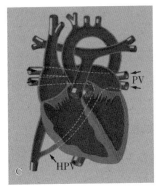

**图2-11　3型TAPVC**

注：A.心上型；B.心内型；C.心下型。

## 二、体外循环管理

（1）除常规1个心内吸引管外，需另外备1个软头心内吸引管用于肺静脉共干处引流，保证术野清晰。

主动脉插管选择：此类患儿主动脉内径往往比正常同年龄者体重小，应根据超声或外科医师目测的升主动脉直径选择合适主动脉插管，避免主动脉插管过粗阻挡心脏射血，影响动脉压力数值监测。

静脉插管选择：上腔静脉选择直角插管，大小要比常规大 1～2 号，保证上腔静脉和肺部血液的充分引流。

（2）适当过度通气，预防肺动脉高压，保证停机时 $PaCO_2$ 为 30～35mmHg。

（3）后并行调整：给心脏还血的前提是心率＞130 次/分，左心室内径越小者心率要求越快，常规安装房室顺序临时起搏导线。根据左心房压（LAP）缓慢还血，减流量直至停机。

（4）超滤：术中零平衡超滤，停机后改良超滤。

（5）心内型 TAPVC：手术操作类似于房间隔缺损修补术，手术相对较快，体外循环时间短。一般应用浅低温体外循环技术。

（6）心下型和混合型 TAPVC：可能需要深低温低流量体外循环技术，心脏缺血停搏时间较长者可选择 HTK 停搏液作为心肌保护液。

### 三、注意事项

（1）需行急诊手术的新生儿患者体外循环管理参见新生儿体外循环部分。

（2）需行 Warden 术的估计心脏停搏时间较长者，可考虑灌注 HTK 停搏液。

（3）停机时 LAP＞8mmHg，同时循环不稳定、血管活性药用量大或关胸影响循环的患儿，应考虑延迟关胸。

（冯正义）

## 第三节　重度发绀患儿体外循环

### 一、概述

重度发绀患儿包括年龄较大的发绀属先心病患儿和年龄小但肺血管发育极差的严重发绀的患儿，如法洛四联症（TOF）、双出口右心室（DORV）、左向右分流型先心病（PAA）、大动脉转位（TGA）、完全性肺静脉异位引流（TAPVC）等。其特点是红细胞代偿性增生明显，HCT高，Hb一般超过160g/L，甚至达到220g/L，导致血液黏滞度高，血浆成分相对较少，凝血功能异常。体外循环血液稀释对动脉血压影响大，血压下降明显，多数患儿合并体-肺侧支循环，术中左心回血多，术后渗血多，止血困难。

## 二、体外循环管理

**1. 体外循环技术** 多数手术要采用深低温低流量体外循环技术。

**2. 特殊物品准备** ①术中准备两个心内吸引管。②应用自体血液回收机。③准备100～200ml或全血容量10%的新鲜冰冻血浆，在鱼精蛋白中和完毕后输注，部分病例术前血小板低下需准备血小板。

**3. 血液稀释** 转中维持HCT 24%～27%或术前HCT的50%，大体重者需在静脉管路预留放血通路，小体重患儿可从动脉微栓滤器顶端压力延长管处放血。稀释液体的晶体液可选用复方电解质（醋酸为缓冲基质），胶体液为琥珀酰明胶，稀释液的晶体胶体比例1∶1。血液稀释的主要目的在于避免高HCT导致红细胞破坏，可以用游离血红蛋白检测仪（图2-12）监测血浆游离血红蛋白浓度（FHb）来判断血液破坏程度。

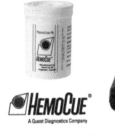
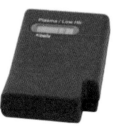

**图2-12 游离血红蛋白检测仪**

4. **血压维持** 流量足够的情况下（$SvO_2 > 50\%$），维持平均动脉压（MAP）$> 25mmHg$，血压低者可分次小剂量给予去甲肾上腺素 $10 \sim 50\mu g$ 或甲氧明 $1 \sim 2mg$。

5. **给氧策略** 体外循环开始时氧合器通气氧浓度 30%，然后逐渐增加氧浓度，维持 $PaO_2$ 在 $100 \sim 200mmHg$。

6. **超滤** 复温开始常规超滤，停机后 MUF，MUF 后 Hb 达到术前水平的 70% ~ 80%。

## 三、注意事项

（1）做好血液保护，维持合理的血液稀释及凝血功能，停机前备好相应的血液制品。

（2）涉及主动脉直接开口或骑跨于右心室的发绀患儿在建立 CPB 静脉或右心房插管时，应避免术野空气进入右心房，否则气体可能经三尖瓣、右心室直接进入主动脉，引起冠状动脉甚至大脑等重要脏器的气体栓塞。

（3）涉及深低温低流量，操作者则按相应原则处理。

（4）此类患儿易发生术中血管张力低下和毛细血管渗漏，应积极合理使用缩血管药物。

（冯正义）

# 第四节 粗大动脉导管未闭体外循环

## 一、概述

粗大动脉导管未闭（PDA）患儿以肺血多、肺动脉高压为特点（图2-13），一旦开始体外循环，静脉血引流至体外，肺动脉内的压力将下降，导致通过 PDA 分流到肺内的动脉血较转机前进一步增加，左心前负荷不但没有减轻反而可能加重。因此 CPB 开始后应尽快阻断 PDA 血流同时左心房心内吸引，减轻左心前负荷是 CPB 开始阶段避免心室颤动的关键。

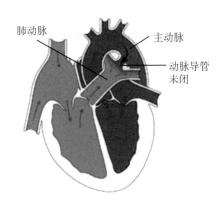

**图2-13  粗大PDA示意**

## 二、体外循环管理

通常粗大PDA有3种处理方法。①切断缝合：左后外侧开胸，游离降主动脉与左肺动脉间的粗大动脉导管后用专用的阻断钳两端阻断，中间切断PDA，两侧断端紧靠阻断钳的部位连续缝合，达到切断缝合的目的。体外循环需要处于备机状态，以备可能发生的大出血紧急转机需要，一旦发生大出血，体外循环转流非常棘手。②直接结扎：需要密切观察，防止误扎左肺动脉、降主动脉等重要血管。通常合并粗大PDA的先心病患儿要求监测股动脉有创血压；同时在保证直肠温度监测准确的条件下，密切注意温度变化情况；尿量的多少也可以反映下半身血液灌注情况。③停循环下修补：窗型或成人PDA修补需要在正中切口中低温全身停循环下完成，体外循环医师需要与心外科医师充分配合、提前沟通好阻断PDA血流的方法。如果CPB前PDA可以游离并套带，则手术简单很多，CPB开始后套带阻断PDA，降温后切开肺动脉修补PDA肺动脉端开口即可。如果PDA无法游离，CPB开始后需要尽快切开肺动脉［此时CPB减流量至10～20ml/

（kg·min）]，外科医师直视下用手指暂时堵塞PDA肺动脉开口，恢复循环继续全身降温，等待全身降温至目标温度（28～30℃）后，停循环下修补肺动脉端的PDA开口。

（1）物品：根据患儿体重、体表面积选择合适的CPB耗材。

（2）下肢测压：避免误扎降主动脉。

（3）中低温目标温度：鼻咽温28℃，直肠温或膀胱温30～32℃，一次停循环时间不超过15分钟。

（4）左心引流：避免经PDA大量分流导致左心回血多引起的左心膨胀，需要充分的左心房减压或左心引流。

（5）恢复循环提高血压至正常水平，观察PDA修补处是否漏血，防止残余分流。

（6）预防神经系统并发症：①甲泼尼龙10～30mg/kg，停循环前和复温后分次给予。②甘露醇0.5～1.0g/kg复温至血液温度超过30℃一次性给予。③心脏复跳后去除头部冰帽。

（7）复温缓慢均匀，调整内环境，减轻组织水肿，保护神经系统功能。

（8）术后关注肺动脉压下降情况，TEE确认PDA残余分流。

## 三、注意事项

（1）头低位，头部局部低温保护。

（2）动脉流量5～10ml/（kg·min），目的在于使动脉血流持续从PDA溢出，防止术野空气进入患儿主动脉系统。

（3）建议停循环超过10～15分钟需要再次堵塞PDA，恢复全身循环复灌5分钟（或$SvO_2$达到80%）后再次停循环。

（4）可多次间断停循环，直到粗大PDA修补手完成。

（冯正义）

# 第五节　冠状动脉起源异常体外循环

## 一、概述

冠状动脉起源异常以左冠状动脉异常起源于肺动脉（ALCAPA）最多见，图2-14。患儿心肌的有效灌注取决于左右冠状动脉之间的交通支，正常起源的右冠状动脉和异常起源的左冠状动脉之间逐渐形成的侧支循环将决定患儿的心肌缺血、左心衰竭的程度以及症状出现的时间。如果侧支循环不丰富，心肌将长期缺血缺氧，引起左心室收缩功能下降，左心室呈球样扩张。左心室和二尖瓣环扩大以及乳头肌缺血，进一步引起二尖瓣关闭不全，导致重度二尖瓣反流。小儿ALCAPA的手术方式主要采用冠状动脉直接移植的方法，冠状动脉旁路移植、结扎方法已经很少被采用。术前检查需要结合超声心动图、心肌核素扫描

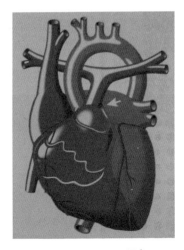

**图2-14　ALCAPA示意**

等明确诊断。

## 二、体外循环管理

（1）特殊物品准备：①双头冠状动脉灌注装置或冠状动脉直视灌注装置（图2-15、图2-16）。②自体血液回收机。

（2）常规动脉上下腔静脉插管建立体外循环，采用浅低温体外循环。

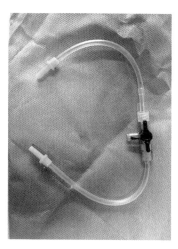

图2-15　主动脉、肺动脉同时灌注心脏停搏液装置

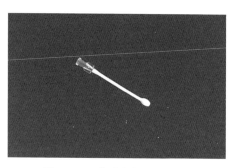

图2-16　冠状动脉直视灌注装置

（3）灌注心脏停搏液有两种方式：①经升主动脉插入灌注插管后，阻断肺动脉，经升主动脉根部灌注心脏停搏液。②游离并阻断左右肺动脉后，采用双头冠状动脉灌注装置经升主动脉和肺动脉同时进行心脏停搏液灌注。

（4）术中如未到复灌时间，心脏出现频繁电－机械活动，可考虑经冠状动脉开口直接灌注心脏停搏液。

（5）开放升主动脉后，保证足够的体循环灌注压，帮助心肌恢复有效灌注和正常心电图。

（6）根据血流动力学指标和TEE对心脏功能进行评估，确定后并行辅助时间，直至顺利停机。

## 三、注意事项

（1）心肌保护是体外循环管理重点，术前应与外科医师共同商议术中心脏停搏液灌注方式。

（2）建议上下腔静脉插管，便于吸走心脏晶体停搏液的同时为二尖瓣成形做好准备。

（3）后并行辅助时间要结合病情和TEE结果进行充分评估。对于心脏功能严重低下停机困难者，建议延迟关胸或直接过渡ECMO辅助。

（刘晋萍）

# 第六节　合并肺动脉高压体外循环

## 一、概述

此类患儿多见于两种情况。①左向右大量分流：如室间隔缺损（VSD）、动脉导管未闭（PDA）、房间隔缺损（ASD）、完全心内膜垫缺损（TECD）等。②肺静脉梗阻：完全性肺静脉异位引流（TAPVC）、二尖瓣狭窄（MS）、三房心等。术前肺循环血量增多，体外循环转流中肺保护是重点。

## 二、体外循环管理

（1）物品准备：选择优质氧合器、体外循环管路。

（2）TAPVC患者要保证腔静脉的充分引流，以及肺部血液的充分引流，上腔静脉的大小要比常规大1号，必要时加用VAVD。

（3）如需输血选择去白细胞或少白细胞的红细胞。

（4）转流中保持充分左心引流。

（5）停机前动脉血气维持$PaCO_2$在$30 \sim 35mmHg$，$PaO_2$在$100 \sim 200mmHg$，纠正酸中毒。

（6）实施零平衡超滤减轻炎症反应，改良超滤提高HCT，维持COP在$18 \sim 20mmHg$，减轻肺水肿。

（7）建议应用甲泼尼龙10mg/kg。

## 三、注意事项

（1）后并行期间与麻醉医师充分沟通，做好体外循环与呼吸机的平稳过渡。

（2）警惕鱼精蛋白过敏，中和完毕，血流动力学平稳，气道压不高方可撤除体外循环管道，发生肺动脉高压危象随时准备再次体外循环。

（3）术后避免进行引起肺动脉压增高的治疗操作。

（4）外科医师应在术前、术后常规测量肺动脉压，了解肺动脉压下降情况。

（冯正义）

# 第七节　肺动脉闭锁伴室间隔缺损<br>患儿的肺流量试验技术

## 一、概述

肺动脉闭锁伴室间隔缺损（VSD）患儿可能存在多根

粗大体-肺侧支动脉（MAPCAs）。对于存在MAPCAs患儿拟行一期单源化手术是否同期闭合VSD，可通过肺流量试验技术（flow study）进行判定。肺流量试验技术是在肺动脉融合完毕、心脏停跳下，由外科医师通过主肺动脉插入第二根动脉灌注管，经台下事先预充好的肺动脉灌注泵灌注血液，即建立患儿循环灌注旁路（肺动脉-左心房），当升主动脉和肺动脉的灌注流量均达到3.0L/（min·m²）时，持续测定肺动脉压力的高低以分析远端肺血管床的发育情况，如平均肺动脉压＜25mmHg，则可考虑闭合VSD；如肺动脉压介于25～30mmHg，需在修补的室缺片上打孔4～5mm；如肺动脉压＞30mmHg，则在保留开放的VSD基础上选择适宜的姑息术式，避免术后发生右心功能不全。

## 二、体外循环管理

（1）特殊物品准备：包括以下内容。

1）双泵双管：1个主灌注泵，1个副灌注泵（肺动脉灌注），1个改良超滤泵，2个心内吸引泵，1～2个心外吸引泵，1个心脏停搏液灌注泵。

2）具有较大回流室容积的氧合器，2个动脉微栓滤器，2套管道包，必要时可备回流室。

3）管道连接及系统预充：从氧合器回流室出口至入泵前经Y字形接头连接管路入副灌注泵，出副灌注泵的管路经动脉微栓滤器连接至需递上台的无菌管路包，中间需要与回流室建立连接管路便于循环排气。改良超滤器及管路需要连接排气（图2-17）。

4）准备2根进口DLP动脉灌注管，1根进行升主动脉灌注，另1根可选同样型号或较主动脉小1号的插管进行肺动脉灌注。

5）多根心内和心外吸引插管。

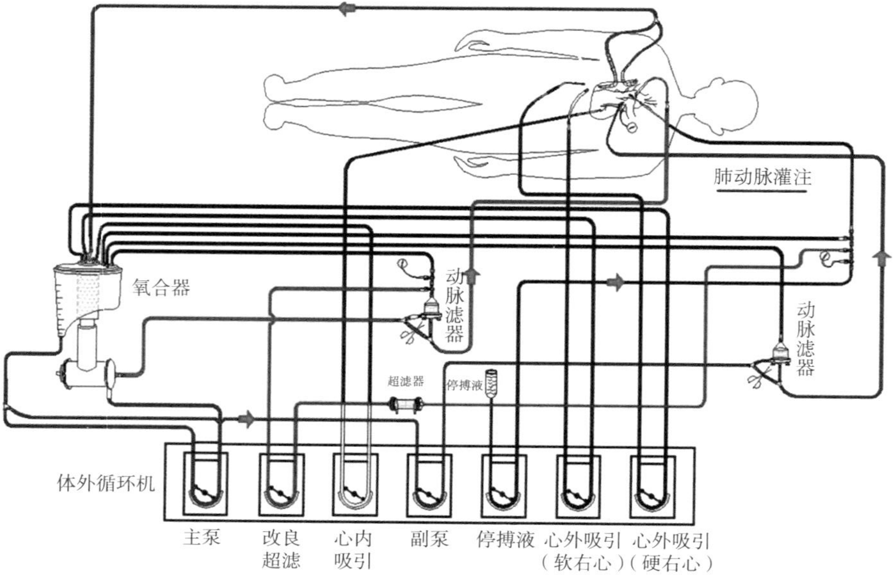

图 2-17 肺流量试验技术双泵双管 CPB 系统安装示意

6）安装自体血液回收机。

（2）常规建立体外循环，并行循环下行MAPCAs单源化手术，术毕降温，升主动脉阻断后灌注心脏停搏液。

（3）待心脏停跳后，经肺动脉插入灌注管与副泵管路连接，并同时由外科医师在肺动脉远端插入测压针，测压针与肺动脉灌注管的位置如图2-18所示。与麻醉医师配合连接至压力传感器以便实时显示肺动脉灌注压。按照事先计算好的体表面积和相对应的心指数计算肺动脉灌注流量。

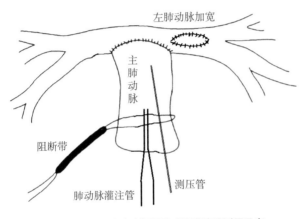

左肺动脉加宽

主肺动脉

阻断带

肺动脉灌注管

测压管

**图2-18　肺流量试验期间肺动脉灌注及测压示意**

（4）灌注期间如果系统回流室容量匮乏，可将备好的人工胶体、晶体和红细胞根据合理血液稀释（HCT 20%～24%）原则进行补充。

（5）待主泵和副泵均以2.5L/（min·m²）分别灌注体循环和肺循环，直视下监测肺动脉压。测量完毕，停止肺动脉灌注泵，回收该管道血液。

（6）根据手术方案行后续体外循环管理，超滤，调整HCT、COP、电解质及酸碱平衡等。

### 三、注意事项

（1）根据患儿术前红细胞压积水平，决定预充液成分。但此类手术需要术前备好充足的血制品如悬浮去白红细胞等，既要维持术中双泵流量灌注时系统内有充足的容量，同时要保证机体红细胞压积水平不被过度稀释而降低。

（2）在肺灌注期间配合外科医师做好充分的左心引流，提醒麻醉医师调整呼吸参数至正常通气状态，以便获得准确的肺动脉压监测同时避免术后早期出现急性肺损伤而影响呼吸功能。

（3）肺流量试验技术操作复杂，管路繁多，需要做好充分人员物品准备，注意力高度集中，充分与外科医师、麻醉医师沟通。

（刘晋萍）

## 第八节　合并主动脉弓部病变矫治术体外循环

### 一、概述

婴幼儿主动脉弓部病变包括先天性主动脉缩窄（COA）和主动脉弓中断（IAA）两种情形。COA按缩窄部位和范围分为两型。①导管后型：缩窄位于动脉导管未闭（PDA）韧带远侧，狭窄局限，PDA多数闭合，常形成许多侧支循环。②导管前型：缩窄位于PDA发出之前，范围较广，常累及主动脉弓和左锁骨下动脉，PDA不闭合，侧支血管少，下半身靠PDA供血。IAA病变为主动脉弓的连续性中断，患儿一般升主动脉较细，常合并室间隔缺损（VSD）、PDA等，患儿可有肺动脉高压、心力衰竭、差异性发绀等。临床上分A、B、C 3型（图2-19），

A型较常见，占40%。

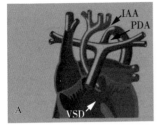
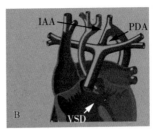
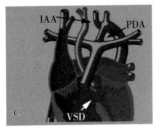

图2-19 IAA分型

COA和IAA都可合并心内畸形，常见VSD，亦可合并法洛四联症（TOF），共同动脉干、双出口右心室（DORV）、大动脉转位（TGA）等复杂畸形，此类手术基本采用一期根治，体外循环方法根据不同的病理解剖而不同，术中脑、脊髓及肾保护是重点，长期高血压导致左心室肥厚者还应注意术中心肌保护。手术顺序一般先进行主动脉弓手术，然后行心内畸形矫治，要熟悉外科手术操作步骤，且术中与外科医师保持充分的沟通。

## 二、体外循环管理

### （一）COA常温矫治

（1）左后外第4肋间切口，常温麻醉，阻断下进行缩窄矫治。

（2）常规准备自体血液回收机和体外循环。

（3）适用于导管后型的单纯COA手术、缩窄范围比较局限、手术时间短的患儿。

（4）术中抗凝给予半量肝素，手术完毕用鱼精蛋白按1:1中和。

### （二）中深度低温区域性低流量灌注＋下半身停循环

适用于缩窄病变范围较大，需要做主动脉弓补片加宽成形或IAA的手术，患儿多合并有心内畸形。

**1. 插管** 升主动脉插管选用DLP整体动脉插管，静脉插管选用直角上腔、直头下腔静脉插管，动脉单泵双管灌注适用于IAA或缩窄的严重COA患儿（图2-20）。

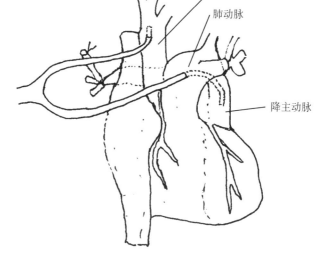

升主动脉

肺动脉

降主动脉

图2-20 CPB单泵双管示意

（1）插管部位：升主动脉，肺动脉-PDA或降主动脉。

（2）插管大小：升主动脉插管根据患儿体重以及升主动脉和无名动脉粗细选择。

**2. 降温** 根据手术时间全流量并行下降温，鼻咽温

25～28℃，直肠温27～29℃。

**3. 区域性低流量灌注** 待温度接近目标值时，阻断升主动脉，灌注心脏停搏液，停搏液为HTK停搏液或St.Thomas停搏液，其间继续降温，温度达标后，将升主动脉插管送至无名动脉，行区域性灌注，同时阻断左颈总动脉、左锁骨下动脉以及病变远端降主动脉，单泵双管者则拔除下半身灌注动脉插管。

流量：根据脑氧饱和度和上肢压力调节，一般20～50ml/kg。

**4. 区域性低流量灌注期监测** ①动脉压力：部位包括右侧桡动脉和股动脉。桡动脉压力30～60mmHg，股动脉压力10～20mmHg。②氧饱和度：$SvO_2 > 60\%$，脑氧饱和度$ScO_2$（NIRS）：基础值（全流量时的脑氧饱和度）80%以上。

**5. 复温** COA或IAA手术操作完毕，主动脉插管退回至升主动脉，全流量灌注恢复全身循环，灌注3～5分钟，待$SvO_2 > 75\%$或$ScO_2$恢复至基础值后，根据心内手术时间长短，提前将温度复温到28～32℃。

**6. 药物** 复温至鼻咽温30℃，给予甘露醇0.5g/kg，甲泼尼龙10～30mg/kg（降温、复温各一半），血压＞60mmHg可开启吸入麻醉药（七氟烷），浓度2%～3%。

**7. 停机** 停机早期上下肢动脉压可能有压差，尤其是收缩压，这种情况通过积极纠正酸中毒，根据左心房压补足容量后会逐渐改善。

**（三）中低温或浅低温心脏不停跳（心脑联合灌注）+下半身停循环**

适用于A型COA，病变比较局限或估计下半身停循环时间＜30分钟病例，此法在进行COA手术操作期间，维持心脏跳动，采用心脑联合灌注，减少心脏阻断缺血时间，可以维持大脑的生理学搏动灌注。体外循环管理的关

115

键是调整心脏前后负荷，避免心脏过胀，同时维持合适的血压。

（1）一般采用浅低温体外循环，鼻咽温30～32℃。

（2）动脉插管置于升主动脉，阻断钳位于无名动脉与左颈总动脉之间，左颈总动脉和左锁骨下动脉采用套带阻断。

（3）心脏不停跳下行COA矫治，根据右上肢动脉血压和心脏胀满程度，调整静脉引流及灌注流量，维持血压40～60mmHg。

（4）此时呼吸机保持通气，潮气量为正常的1/3～1/2。

（5）关注心电图ST段变化，及时提醒外科医师避免外科操作对冠状动脉血供的影响，防止心脏胀满。

（6）COA矫治完毕，恢复全流量及下半身灌注，阻断升主动脉，灌注心脏停搏液，实施心内手术操作。

## 三、注意事项

（1）对于升主动脉发育偏细的患者，动脉插管可能会阻挡左心室射血，导致左心室后负荷过重，停机早期通过主动脉根部直接血压监测可以判断，通常表现为根部与右上肢血压之间的明显压差。确认升主动脉无狭窄、吻合口无外科性出血的情况下，备好快速输血通道及血制品，停机后立即拔出升主动脉插管。预防措施为选择小号的升主动脉插管，接受转中高泵压。

（2）左心减压：建议动脉阻断前放好左心引流，避免因心室充盈过度而导致心室颤动的发生。

（3）区域性低流量灌注期间灌注流量、局部压力的高低需要根据患者区域代谢情况及综合监测结果进行个性化调整。

（冯正义）

# 第九节  血管环体外循环

## 一、概述

先天性血管环是由于胎儿早期的环形主动脉弓未能向单一主动脉弓发育，使主动脉弓仍然残留完整的或不完整的环形结构，压迫食管和气管产生临床症状，可伴有血流动力学异常和其他心脏畸形。

## 二、分型

（1）双主动脉弓：最常见的类型，两侧主动脉弓均未退化吸收，环绕气管食管，在两者后方相连为降主动脉。

（2）左位主动脉弓左侧降主动脉合并血管压迫：①无名动脉异常压迫气管。②左颈总动脉异常压迫气管。③迷走锁骨下动脉是主动脉弓分支畸形最常见类型，由左向右自食管后方、气管食管之间或者气管前方进入右侧。可压迫气管或者食管。切断缝闭或者右锁骨下动脉右颈总动脉搭桥。

（3）左位主动脉弓右侧降主动脉合并血管压迫：罕见畸形，主动脉向左后方绕过气管食管，向右连接右侧降主动脉，动脉导管在右肺动脉与右降主动脉之间，形成血管环，压迫气管食管。

（4）右位主动脉弓合并血管压迫：右位主动脉弓在气管、食管右后方与降主动脉相连，头臂血管分支与左位主动脉弓呈镜面排列。如果左侧动脉导管或者韧带连接在左侧肺动脉与降主动脉之间，则构成完整血管环。可能合并迷走左锁骨下动脉。

## 三、体外循环管理

（1）不合并心内其他畸形的血管环手术通常在常温全

麻下进行。

（2）合并心内畸形的血管环患儿，如果血管环手术操作简单可以在常温全麻下完成，然后在体外循环下进行心内畸形矫治，具体要求参照其他章节。

（3）如果血管环手术操作困难，可在心内畸形矫治完成后在并行循环下进行血管环手术矫治。

## 四、注意事项

（1）术前充分了解病情，行超声心动图、胸部CT检查。

（2）适宜肢体监测动脉压，如果有迷走左右锁骨下动脉，术中需要切断缝闭或者移植锁骨下动脉，应选择下肢或者不受影响的上肢监测动脉压。

（胡金晓）

# 第十节 主动脉瓣相关疾病体外循环

## 左心室流出道狭窄类

## 一、概述

心脏畸形中合并主动脉瓣狭窄性疾病包括主动脉瓣及其附近结构的狭窄，如主动脉瓣狭窄、瓣上狭窄、瓣下狭窄和主动脉瓣环发育不良。由于在一个或多个水平上的梗阻造成左心室射血阻力升高，并继发左心室肥厚、扩张和心力衰竭。严重的先天性主动脉瓣狭窄患儿多在生后很早出现严重症状及心力衰竭表现，小儿主动脉瓣狭窄成形不满意者需要行ROSS术。主动脉瓣环发育不良多从属于主动脉发育不良。主动脉瓣下狭窄为左心室流出道局限性或弥漫性狭窄，严重程度不一，早期表现不明显。主动脉瓣上狭窄是较少见的一种，也相对复杂，病变可局限也可弥漫，常合并多种畸形，或为某种综合征的表现之一，如

William综合征等。

## 二、体外循环管理

（1）特殊物品准备：①冠状动脉直视灌插管。②HTK停搏液。

（2）常规动脉上下腔静脉插管建立体外循环，通常采用浅低温体外循环，当患者动脉系统狭窄累及主动脉弓和降主动脉时选择深低温停循环＋局域性灌注（详见第三章第八节）。

（3）前并行：这类患儿继发左心室心肌肥厚，心室张力较高，尤其William综合征患儿还有累及冠状动脉的可能，因此在前并行期间需要保持一定的灌注压来维持足够的冠状动脉血供。

（4）灌注心脏停搏液：初次灌注为常规主动脉根部灌注，若停搏液选择HTK停搏液，术中通常不需要再次灌注；若选择St.Thomas晶体停搏液，当术中需要再次灌注则需使用直视灌注插管经由两侧冠状动脉分别灌注停搏液。停搏液灌注压、灌注量以及灌注时间可适当增加，以保证充分的心肌灌注效果和降温效果。

（5）开放升主动脉后，保证足够的体循环灌注压，帮助心肌恢复有效灌注。

（6）根据血流动力学指标和TEE对心脏功能的评估确定后并行时间至停机。

## 三、注意事项

（1）心肌保护是体外循环管理重点，术前与外科医师商议术中心脏停搏液灌注方式。

（2）解除梗阻后，肥厚心肌可能会造成体循环高血压，后并行调整流量过程中注意避免因单纯关注血压而造成的容量补充不足。

（3）William综合征患儿如果需要升主动脉及主动脉弓成形时，需要根据上述管理要点灵活调整。

（4）对于TEE评估术后心脏功能不佳、左心房压居高不下的患者，建议延迟关胸。

# 主动脉瓣关闭不全类

## 一、概述

主动脉瓣关闭不全通常继发于多种先天性心脏畸形，多为获得性，如球囊扩张后损伤、干下型室间隔缺损并主动脉瓣脱垂，继发于主动脉瓣下狭窄的主动脉瓣反流、主动脉根部扩张造成的瓣膜反流、主动脉左心室通道、冠状动脉窦瘤、感染性心内膜炎和儿童贝赫切特综合征等。单纯原发先天主动脉瓣反流是瓣膜自身结构畸形，是相对罕见类型，比先天性主动脉瓣狭窄少见。主动脉瓣的反流造成左心室容量负荷增加，动脉舒张压降低，冠状动脉的灌注减少，同时，许多血管床内的血流都会受到影响。而且由于左心室舒张末压增加，压力逆传回肺循环，可使肺动脉及右心室压力升高。

## 二、体外循环管理

（1）特殊物品准备：冠状动脉直视灌注装置或双头冠状动脉灌注装置，HTK停搏液。

（2）常规动脉、上下腔静脉插管建立体外循环，浅低温体外循环。

（3）前并行：在此期间既要防止增加前负荷造成心脏胀满，同时要避免过高的后负荷加重反流，还需要维持一定的舒张压保持冠状动脉血供。因此在前并行期间，流量需要动态调整，过高或过小的流量均可能在阻断之前引起心室颤动。前并行期间可保温或适度降温，防止快速降温或过低的温度造成心动过缓或心脏停跳，并尽早放置左心引流管。

（4）灌注心脏停搏液：患者通常需要切开升主动脉后分别或同时行直接左右冠状动脉灌注，建议左右冠状动脉分别灌注时采用左-右-左的三步灌注方法，停搏液可适当加量，以满足长时间心肌保护效果。

（5）根据血流动力学指标和TEE对心脏功能的评估进行后并行辅助至停机。

## 三、注意事项

（1）心肌保护是体外循环管理重点，前并行保证心脏不胀不停，注意心电图ST段变化。

（2）开放升主动脉前做好可能因瓣膜反流继发心脏胀满而导致的复苏困难，通常需要与外科医师配合做好左心室减压并备好复苏药物。

（3）术后对于TEE评估心脏功能不佳患儿应适当延长辅助时间，在麻醉药物支持下逐渐脱离体外循环。

（4）Ozaki技术修复主动脉瓣叶时需要关注患儿凝血功能保护，积极实施联合超滤技术（图2-21）。

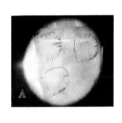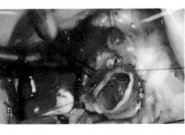

**图2-21 Ozaki瓣膜成形技术自体心包片（A）及主动脉根部术野（B）**

（冯正义）

# 第十一节　二尖瓣病变手术体外循环

## 一、概述

小儿二尖瓣疾病包括二尖瓣狭窄（MS）和二尖瓣反流（MR），或二者同时存在。

1. **二尖瓣狭窄**　先天性二尖瓣狭窄可在乳头肌水平、腱索水平以及瓣叶发生畸形。常见于以下情况：①二尖瓣发育不良，是Shone综合征（左心发育不良，左心室流出道梗阻，主动脉瓣狭窄和主动脉弓发育不良与缩窄）的一部分。②降落伞样二尖瓣，腱索汇合至单一乳头肌。③二尖瓣瓣上纤维环或网。④风湿性病变。病理生理改变主要是肺淤血致肺动脉压力和右心室压力增高。患儿发育迟缓，易发生呼吸道感染。手术方法包括纤维环隔膜切除、乳头肌劈开削薄、腱索转移、Ross Ⅱ（肺动脉瓣替换二尖瓣）手术、瓣膜置换等。

2. **二尖瓣反流**　比二尖瓣狭窄更常见。①最常见合并房室通道缺损。②瓣叶脱垂，瓣叶发育不良，广泛黏液样变。③继发改变：左冠状动脉异常起源于肺动脉（ALCAPA）患者瓣环扩大，梗阻性肥厚型心肌病致SAM征。病理生理改变主要引起左心室前负荷增加，左心房、室腔扩大，长时间引起充血性心力衰竭、肺动脉高压等。手术方法包括瓣裂或交界缝合、脱垂瓣叶折叠、楔形切除、瓣环成形、腱索缩短和转移，甚至人工腱索、瓣叶加宽、瓣膜置换等。

## 二、体外循环管理

手术均需要在体外循环下进行，管理关键要点如下。

（1）浅低温体外循环。

（2）常规动脉、上下腔静脉插管建立体外循环。上腔静脉选择直角插管，下腔静脉直头插管。

（3）除常规1个心内（右心）吸引外，需另外备1个软头心内吸引管。

（4）自体血液回收机。

（5）HTK停搏液作为心肌保护液。

（6）注水试验时，停止左心吸引。

（7）后并行调整：心脏还血的前提心率＞130次/分，左心室内径越小者（二尖瓣狭窄）心率要求更快，常规安装房室顺序临时起搏导线，根据左心房压（LAP）缓慢还血。

（8）TEE准备：心脏复跳后，心律和心率正常，温度恢复到32℃以上，减低流量直到停机状态，维持收缩压80～85mmHg，CVP在6～8mmHg，正常呼吸机通气状态，便于TEE检查瓣膜成形情况，成形效果好则继续复温，直到调整流量停机，反之则降温再次阻断，进一步外科手术。

（9）停机后改良超滤。

## 三、注意事项

（1）注意转前ACT，此类患儿多数情况下体循环容量偏多，肝素用量有时比按体重计算大。

（2）外科注水试验中，避免心腔内形成过多泡沫，影响术后心功能。

（3）在TEE观察瓣膜情况之前，后并行辅助心脏至合适状态，包括前负荷、心率/心律、血压、心脏收缩功能。上述因素都会影响TEE对瓣膜关闭真实情况的判断。

（4）大量注水试验可能导致红细胞丢失或血液稀释，以及电解质变化。应根据需要适时超滤或添加红细胞。

（冯正义）

# 第十二节　梗阻性肥厚型心肌病体外循环

## 一、概述

梗阻性肥厚型心肌病特点为非对称的室间隔肥厚，左心室流出道射血受阻，部分伴有二尖瓣SAM征，外科术式采用改良Morrow术或改良Konno术。小儿患者年龄、体重小，接受此类手术时切除流出道肌肉对心功能影响远大于成人，少部分患儿同时可能合并有右心室流出道梗阻需要同时手术，增加体外循环停机困难危险性。

## 二、体外循环管理

（1）浅低温或中低温体外循环技术。

（2）插管：主动脉插管-上下腔静脉，上腔插管一般选用直角静脉插管。

（3）心肌保护：本中心优选HTK停搏液单次灌注，避免主动脉切开后反复灌注，影响手术进程。如应用HTK停搏液，保证足够的灌注时间（5分钟以上）和剂量（40～60ml/kg）。

（4）充分的左心引流能够为外科手术提供清晰的术野。

（5）充分的后并行辅助时间，适当提高灌注压力，给冠状动脉充分灌注。

（6）LAP是还血停机的重要参考指标，一般维持<8mmHg。

（7）常规安装心房、心室顺序起搏导线。

## 三、注意事项

（1）因心肌肥厚，术中心肌保护是重点，可适当延长停搏液灌注时间，增加心脏停搏液灌注量。

（2）停机前后血压的维持除补足血容量外，可适当使用去甲肾上腺素或α受体激动药等缩血管药物，维持合适的血管张力和血压。慎用多巴胺，禁用硝酸酯类血管扩张药。术后可以给予β受体阻滞药控制心率，将心率控制在等于或者略低于术前安静状态下的水平。

（3）患儿如同时进行右心室流出道疏通，应警惕停机困难。阜外医院的研究提示，双心室流出道梗阻的患者是术后死亡或者低心排血量综合征的高危因素，停机困难者积极安装ECMO。

（王会颖）

# 第十三节　全腔静脉-肺动脉连接术体外循环

## 一、概述

不能做双心室矫治的复杂先心病患儿，如单心室、三尖瓣闭锁、心室发育不良等只能行全部腔静脉与肺动脉连接术，如图2-22所示。此类患者多表现为发绀，血红蛋

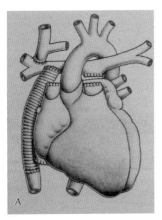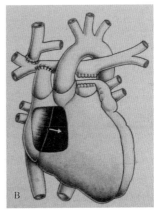

**图2-22　全腔静脉-肺动脉连接术**

注：A.心房外管道；B.心房内管道。

白浓度高，血液黏滞度高。部分患者为再次手术（Glenn术后），另有部分患者合并左上腔静脉或下腔静脉异常（如双下腔静脉、肝静脉和左下腔静脉）。

## 二、体外循环管理

### （一）常温辅助不停跳体外循环

（1）静脉插管：上腔静脉一般选择直角静脉插管，下腔静脉选用直头或直角插管，合并左上腔或双下腔静脉者准备Y字形接头及相应型号的静脉插管。

（2）血液稀释：保持转中HCT在25% ～ 27%，或术前HCT水平的50%。

（3）常规使用自体血液回收机。

（4）温度控制：鼻咽温33 ～ 35℃。

（5）动脉血压：维持MAP在30 ～ 60mmHg。方法如下：保证流量足够（$SvO_2 > 50\%$）；小剂量分次或持续滴注去甲肾上腺素或甲氧明；控制静脉回流给心脏适当的前负荷，增加搏动灌注。

（6）保持呼吸机通气状态，潮气量为正常的1/3 ～ 1/2。

（7）给氧策略：氧浓度从30%起始，渐增浓度至60%，维持$PaO_2$在60 ～ 150mmHg。

（8）外管道－右心房开窗操作时，心脏还血保持右心房充盈，防止心内进气。

（9）超滤：复温开始应用常规和零平衡超滤，停机后改良超滤。

（10）静脉压监测：同时监测上腔静脉和下腔静脉（股静脉）压力，作为还血的参考指标同时评价外管道是否通畅。

### （二）浅低温停跳体外循环

（1）应用于：①需做房室瓣成形术。②下腔－心房内管道连接术。③下腔静脉显露困难影响外科操作。

（2）一般在心脏停跳下完成心内的操作或完成下腔至肺动脉外管道连接。

（3）开放升主动脉心脏复跳后再行Glenn术。

## 三、注意事项

（1）全腔术后需要维持较高静脉压，在停机前准备好充足的液体（血浆、血小板、红细胞等）。

（2）Glenn术后患儿行全腔静脉肺动脉吻合术的体外循环详见第四章第三节。

（3）停机后通过改良超滤将患儿HCT维持到术前的70%以上。

（冯正义）

# 第十四节　Ebstein畸形矫治术体外循环

## 一、概述

Ebstein畸形又称三尖瓣下移畸形，包括三尖瓣关闭不全、房化右心室及右心室发育不良。Ebstein畸形的血流动力学变化较复杂，临床症状取决于三尖瓣反流的程度、是否存在心房内交通、右心室功能损害程度以及合并其他心脏畸形的情况，重者生后即有症状，轻者成年后才发现。手术方式根据患者术前解剖及病理生理不同而异，包括三尖瓣成形或瓣膜置换术、房化心室折叠术，如果右心发育不良可能联合行双向Glenn手术。

## 二、体外循环管理

（1）特殊物品准备：根据手术复杂程度及时间长短的判断，准备HTK停搏液。

（2）常规动脉、上下腔静脉插管建立体外循环，根据术式备直角上腔插管。

（3）采用浅低温体外循环。

（4）Glenn手术详见相关章节。

## 三、注意事项

（1）提醒外科医师在转流之前测量肺动脉压，上腔静脉插管荷包应尽量缝合在靠近远端，以备进行Glenn手术。

（2）此类患儿可在后并行期间提前还血停机，供超声医师进行手术矫治效果的评估，满意者再继续辅助复温直至停机。

（崔勇丽）

# 第十五节　婴幼儿心脏移植术体外循环

## 一、概述

婴幼儿进行心脏移植的常见适应证是终末期复杂先心病和心肌病等。

## 二、体外循环管理

1. 特殊物品准备：主要包括以下几方面。

（1）为取供心小组提供心脏停搏液/保护液，较常用器官保存液或HTK停搏液。

（2）选择性能稳定的体外循环耗材包括氧合器、管路、插管。

（3）主动脉选择进口DLP插管的各类型号，上下腔静脉要选择直角静脉插管，心内吸引选择进口左心引流管。

（4）准备自体血液回收机。

（5）洗涤辐照红细胞。

2. 尽量减少体外循环系统的预充量，为避免同种异体血液输入对患儿的排斥反应，红细胞一定要选择辐照红细胞或经血液回收处理。

3. 全身肝素化后，建立体外循环，经升主动脉插入动脉插管，上腔静脉采用直角静脉插管，以利于心脏吻合。经右上肺静脉置入左心房引流管。

4. 降温，阻断升主动脉，灌注心脏停搏液后，切除患儿心脏。术中鼻咽温控制在28～30℃。

5. 全流量转流，100～150ml/（kg·min）。

6. 术中维持HCT在21%～24%，血浆COP在14～16mmHg，未达标者可通过超滤器滤水和添加胶体等方式处理。

7. 后并行辅助可分为两个阶段，第一阶段辅助1小时左右，目标温度33℃。如心功能状态不佳，则适时延长辅助时间，如辅助超过3小时，依靠血管活性药物较难维持停机后的血流动力学指标，可考虑直接过渡到ECMO辅助。

## 三、注意事项

（1）对于术前长期心力衰竭、液体超负荷等内环境状况不佳者，CPB术中要积极调整。

（2）对于再次手术患儿，可通过股动脉、股静脉插管建立体外循环，防止开胸时心脏、主动脉破裂大出血。但是对于体重＜10kg的患儿，目前尚无法经外周血管置灌注和引流管进行全流量体外循环，所以需要外科医师谨慎开胸，一旦发生出血，可经外周动脉置管输血维持循环稳定。

（3）移植后患儿的感染发生率较高，所以围手术期操作要严格执行无菌原则。

（4）血液制品易引发并加重移植后患儿的机体排斥反

应，所以围手术期加强血液保护。

（5）供体质量一般、术后心功能差、停机困难者需要考虑备 ECMO。

（刘晋萍）

## 第十六节　姑息类手术体外循环

### 一、概述

先心病姑息类手术包括 Banding 术、Glenn 术、Sano 术、B-T 分流术、右心室流出道疏通术等。此类患儿多属于发绀复杂先心病，手术目的除 Banding 术为减少肺血、锻炼心室功能外，其余均是增加肺血流，改善氧合，促进肺血管发育，为近一步的手术做准备。

### 二、体外循环管理

需要体外循环下行姑息手术时，管理策略如下。

（1）多在体外循环辅助心脏不停跳下完成（Banding 术除外）。

（2）预充液：转流前调整酸碱平衡和保温，特别是低体重患儿，防止转流开始预充液干扰引起心室颤动。

（3）插管：动脉插管常规选升主动脉，静脉插管根据情况可选单根普通直头静脉插管于右心房或上下腔静脉插管。

（4）温度：维持鼻咽温 33 ～ 35℃。

（5）给氧：氧浓度从 30% 起始，渐增浓度至 60%，维持 $PaO_2$ 在 60 ～ 150mmHg。

（6）呼吸机：保持呼吸机通气状态，1/3 ～ 1/2 潮气量。

（7）血压维持：同发绀患者。

（8）超滤：改良超滤。

## 三、注意事项

（1）此类患儿容易缺氧发作，做好紧急体外循环的准备。

（2）姑息手术体外循环时间通常不长，但术中管理同样需要周到细致，停机维持足够HCT。

（冯正义）

# 第四章　特殊体外循环管理

## 第一节　复杂先心病长时间体外循环管理

### 一、概述

复杂先心病外科矫治需要强大的团队支撑，对复杂畸形病理生理的掌握及手术前后血流动力学变化的理解是体外循环医师顺利完成术中配合的关键。此类常见手术包括完全性大动脉转位（TGA）动脉调转术、矫正型大动脉转位（cTGA）根治术、双根部调转术（DRT术，如图2-23所示）、半Mustard＋Rastalli术、ROSS术、肺动脉融合术、再次先心病矫治术及其他体外循环时间超过3小时以上的心脏手术。熟悉手术步骤和方法，术前与外科医师充分沟通，对制订合理的CPB管理策略尤显重要。

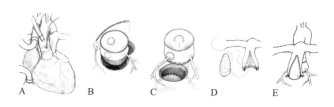

**图2-23　DRT术示意**

### 二、体外循环管理

1. **物品**　根据患儿术前血红蛋白浓度及预估血容量选择合适体外循环耗材管道等物品。

2. **血液保护**　决定是否需要术前或CPB前并行期间

放血进行血液稀释，根据预充总量计算或预估放血量（具体见第二章第一节血液稀释部分）。原则上在保证CPB有效组织氧供的前提下，血液稀释程度越大，血液破坏越小。

3. **心肌保护** 为避免多次灌注心肌保护液，使用具有长时间保护效果的细胞内液型心肌保护液——HTK停搏液，灌注方法见第二章第三节。在HTK停搏液长时间保护心脏的同时，需要间断心包腔局部低温保护心脏。HTK停搏液通常需要120分钟后追加半量灌注一次以达到更确切的心肌保护效果。

4. **内环境维护** 维持稳定的动脉血$PO_2$、$PCO_2$，保证细胞生存的正常酸碱环境，监测组织代谢指标（血浆乳酸浓度）维持相对正常水平。

5. **监测** 长时间体外循环患者生命支持要加强对患儿的全面监测，除关注有效准确的生命体征外，还包括全项动脉血气（能够监测重要电解质浓度及乳酸浓度）、ACT、$SvO_2$（混合静脉氧饱和度）、$rSO_2$（局部氧饱和度）、COP（维持术中合理稀释的血液胶体渗透压对内环境稳定非常重要）、FHb（红细胞破坏监测的直接指标）。特殊区域性灌注的体外循环管理尚需要密切监测不同区域的灌注效果（局部NIRS氧饱和度监测、局部温度、颜色、综合代谢指标等）。

6. **超滤** 长时间CPB致使全身炎症反应综合征（SIRS）加剧，通常在复温期间采用零平衡超滤（ZBUF）技术来降低炎症介质浓度。阜外医院小儿选用复方电解质溶液作为平衡液，通过ZBUF降低SIRS、缓解高血糖、降低高血钾。

7. **特殊药物准备** 长时间CPB需要维持稳定的血流动力学，常备缩血管药物、扩血管药物、吸入麻醉药等，对患儿重要脏器功能保护及内环境稳定具有重要意义。

8. **脑保护** 长时间平流灌注有引发组织水肿的危险，复温后使用脱水剂（甘露醇）、利尿药（呋塞米）等有助于脑功能的保护与恢复。

### 三、注意事项

（1）延迟关胸：如关胸对患儿血流动力学影响较大，可选择延迟关胸。

（2）手术创面大、渗血出血严重的患儿可能需要携带自体血液回收机转运至术后恢复室。

（3）如患儿无法脱离CPB，外科、体外循环、麻醉、ICU共同协商后可以由CPB直接过渡为ECMO支持治疗。

（冯正义）

## 第二节 微创先心病外科的体外循环管理

### 一、概述

微创心脏外科手术通常针对相对简单或病变单一的先天畸形，通常有胸骨下段小切口、右侧小切口（图2-24）、胸腔镜下体外循环心脏手术等。因该类手术术野显露差且手术期间部分限制自身肺功能而需要适当调整体外循环期

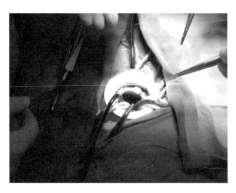

图2-24 微创小切口心脏手术

间的管理。

## 二、体外循环管理

**1. 插管选择** 为给外科一个清晰可见的术野，通常要选择较细插管（动静脉插管均小）。一般上腔静脉选择直角静脉插管，如果单纯依靠重力引流不能满足CPB流量时，需要调整插管位置并结合负压辅助静脉引流装置（VAVD）。

**2. 压力监测** 因术野狭小选择小号动静脉插管，在阻断上下腔静脉及升主动脉时需要严密观察相应部位压力变化。当CVP＞10mmHg时需要观察患儿颜面部是否有淤血、静脉回流不畅及回流室液面降低等现象。主泵泵压通常不应超过200mmHg，停搏液泵压不超过150mmHg为宜。

**3. 负压辅助静脉引流** 右侧小切口时通常因心包悬吊导致CVP监测偏高，同时可能影响静脉引流，VAVD可增加静脉引流的动力，使用时密切注意CVP的变化情况及回流室液面变化，具体使用方法及原则见第二章第四节。

**4. 改良超滤** 微创外科常联合微创体外循环管理，通过选择优良的体外循环耗材、缩短CPB管路等方式减少体外循环预充，少用或不用库血也是CPB管理的关键。改良超滤（MUF）技术可以有效减少血制品使用，对术后早期心肺功能的恢复具有良好的应用价值，具体使用见第二章第十节。

## 三、注意事项

（1）为提供满意的术野，选择较细的动静脉插管。

（2）适度忍受高泵压及较差的静脉引流（偏高的CVP），该类手术不宜行长时间的体外循环。

（3）外科手术技术必须过关，操作准确到位，台上台下配合默契。

（4）因插管意外导致CPB无法全流量支持时，需要做好低温重要器官保护的准备。

（冯正义）

## 第三节　再次先心病手术的体外循环管理

### 一、概述

通常包括室缺残余漏、TECD术后瓣膜功能异常、TOF术后右心室流出道再狭窄或肺动脉瓣反流、外管道置换、Glenn术后全腔肺动脉连接术、B-T分流术后行双心室根治手术等各类需要再次手术的病例。再次手术疾病诊断通常较明确，但首次手术后导致的胸骨后及心包粘连容易在再次开胸过程中发生大出血或心脏血管损伤。

多数再次手术都可以在外科充分细致地游离后常规建立体外循环而完成，少数（首次手术后心包缺失、心脏与胸骨粘连紧密的患者）患儿目前推荐先建立股动静脉转流，将心脏适当引空的情况下再开胸游离粘连心脏。

### 二、体外循环管理

#### 1. 特殊物品准备

（1）根据可能采用的手术切口选择可能用到的动静脉插管，具体见附录C。

（2）动静脉管路需要提前备好单泵双管，以备正中和外周插管间的转换。

（3）再次手术均需要准备自体血液回收机，提倡血液回收尽量做到"skin to skin"全程回收，达到最大限度地自体血液保护。

## 2. 外周血管插管准备

（1）经原手术切口再次暴露心脏会遇到创伤后粘连带来的困难，应游离显露股动静脉，提前做好股动静脉插管的准备。

（2）如果发生不可控制的大出血可立即关闭原手术切口压迫止血，而后股动静脉插管紧急建立体外循环，再重新开胸。

（3）为避免紧急股动静脉插管可能的失误，目前阜外医院小儿中心对于再次手术心脏与胸骨距离很近（3mm以内）患儿采用先建立股动静脉插管再经原手术切口开胸的方法，在锯胸骨前开始股动静脉转流，适当引空心脏，减轻心脏与胸骨后的粘连，从而避免再次手术大出血。

## 3. 股动静脉转流特点

（1）提前准备动脉单泵双管及合适的股动静脉插管、主动脉插管、上腔静脉插管。

（2）股动静脉转流时心脏也在做功，此时患者循环包括部分自身循环和部分体外循环，二者的占比关系取决于股静脉的引流量，因此可以通过控制股静脉引流来控制患者心脏的充盈程度，同时要保持自身肺的部分通气。

（3）在保证心脏氧供和做功正常的情况下，有创动脉血压波形可以反映心脏的射血情况及心脏的充盈程度。

（4）股动静脉部分转流时需要根据术中外科医师的需要灵活调整心脏的充盈程度。

（5）为了获得有效的引流使心脏空瘪便于游离，通常会借助VAVD增加静脉引流，具体使用详见负压辅助静脉引流。

（6）需要强调的是游离期间并不是心脏越空越好，因为心脏空瘪收缩期间如果合并静脉或心房破口很可能将空气吸入心脏，部分气体会进入心室被射入肺动脉或主动脉。

（7）当心脏充分游离暴露主动脉后需要将股动脉插管转移至升主动脉，从而减少下肢股动脉缺血时间，拔出股动脉插管，恢复股动脉远端下肢血供。

（8）上腔静脉插管后即可行全流量体外循环，切开右心房前，提醒外科医师将股静脉退至下腔静脉。

## 三、注意事项

**1. 紧急转机预案** 体外循环系统应该在开胸前就做好各项准备，包括将可能需要的插管、管道置于手术室，连接好自体血液回收机等。提前将体外循环管路固定在手术台上，预充液提前肝素化，以便发生意外情况快速建立体外循环。

**2. 心脏破口直接插管输血** 如果再次开胸导致心腔或动静脉血管破裂大出血，可紧急将动脉插管置入破裂的心腔或动静脉破口，在确保预充液肝素化的前提下快速输液，补充容量，动脉插管插入破口同时具有减轻出血的作用。通过破口输液输血可以维持血流动力学稳定，为外科修补破口创造条件。

（刘晋萍）

# 第四节　紧急床旁建立体外循环辅助

## 一、概述

心脏术后床旁抢救属于非常紧急的情况，常规抢救无法恢复或维持自身循环和呼吸需要立即建立体外生命支持。通常首选经原手术切口开胸复苏并快速建立体外循环来维持患者生命、保护重要脏器功能。因此，心脏外科团队如何快速建立床旁体外循环成为患者能否恢复的一个决定因素。

## 二、体外循环管理

### 1. 系统准备及预充

（1）首先需要保证CPB硬件设备在ICU床旁可以正常使用，确保电源、气源、水箱连接没有问题。

（2）事先准备好的CPB系统、插管及处于24小时高度戒备状态的体外循环专业人员成为快速建立床旁抢救CPB的关键。

（3）阜外医院小儿体外循环常规有"干备""湿备"体外循环机及院内24小时值班人员。

（4）接到ICU急诊电话后主值班人员将第一时间到达床旁评估患者、与外科和ICU医师沟通，同时电话通知其他相关人员（科室主任、二线及库房人员等）。

（5）快速将已经"湿备"或"干备"的体外循环机推至ICU床旁，根据患者体重选择合适的动静脉插管。

### 2. 维持有效循环支持是关键

（1）紧急情况下外科医师的技术能力和心理素质是快速建立的保障。

（2）体外循环医师和麻醉、ICU的密切配合是危急情况下维持患者血流动力学、保护重要脏器功能的重要条件。

（3）紧急床旁抢救时有经验的各专业医师共同处理、取长补短将更有利于快速有效建立体外生命支持，减轻脏器损害，挽救患儿生命。

### 3. 紧急抢救
通常选择右心房-升主动脉建立CPB，快速建立CPB维持循环后根据血气结果调整内环境。

### 4. 内环境调整

（1）血气管理：建立CPB后需要尽快判断内环境情况以指导CPB期间的管理。目标依然是以维持内环境各项指标在相对正常范围，调整酸碱度（避免过度纠酸给予大量碳酸氢钠造成医源性高钠血症和碱血症），补充库血维持满意的HCT水平，调整至正常的电解质浓度水平。

（2）乳酸酸中毒：血浆乳酸水平的变化是指导体外循环管理的有效指标，通过足够的灌注流量和红细胞压积改善氧供需平衡使乳酸浓度逐渐下降，也可结合血液滤过技术改善内环境及机体炎症反应。

（3）糖代谢异常：多表现为血糖异常增高伴发顽固性低钙血症、低钾血症，需要积极处理如在保证充足灌注的情况下通过零平衡超滤、应用胰岛素等进行纠正。但也不排除个别患儿表现严重低糖血症，需要及时发现并立即纠正。

（4）超滤：CPB期间的常规超滤可尽快浓缩血液，维持相对合适的血红蛋白浓度，改善机体氧供；零平衡超滤的应用在一定程度上可以降低血乳酸水平、高血钾及高血糖状态，术中可选择应用；改良超滤在停机后可快速浓缩体内血液、减轻组织水肿、改善心肺功能，建议常规应用。

**5. 脑保护** 患儿常因心肺复苏过程中低血压和使用大量缩血管药物等无法准确判断神经系统损伤程度。但应积极做好以下脑保护措施。

（1）保证足够的灌注流量。

（2）避免继续使用大剂量缩血管药物。

（3）避免过度通气。

（4）药物保护如甲泼尼龙（30mg/kg）、甘露醇（0.5～1.0g/kg）。

（5）适当降低体温34～35℃，以减低机体代谢。

**6. 心肺功能评估**

（1）直视评判：外科医师在手术台上直视观察心脏表面颜色、各部位收缩/舒张情况、心脏节律变化等对心脏功能评判有指导意义。

（2）超声心动图：TEE可以弥补直视评判的不足，定量测定心脏（尤其左心系统）舒缩情况；观察心脏畸形矫治是否满意、瓣膜血流状况等。

（3）动脉波形：有创血压波形是反映心脏收缩的直观量化指标，伴随心功能的恢复动脉波形的脉压将逐渐增加至正常水平。

（4）组织代谢：正常内环境的维持是组织代谢良好、器官功能正常的表现，乳酸水平的高低是反映细胞代谢最敏感的指标。

**7. 撤机或转ECMO辅助**　查找导致紧急床旁转机的原因，对因处理后通常能够顺利撤离体外循环，具体方法与常规体外循环相同。需要强调的是密切监测，根据患者自身心肺功能的恢复情况精确调整CPB流量，结合血管活性药物的辅助缓慢停机。

如果调整流量过程中心肺功能反应不佳（综合判断），需要长时间心肺支持时应该考虑转为ECMO长期支持，具体方法详见第五章。

### 三、注意事项

（1）急诊床旁转机时常出现人员纷杂、秩序混乱等场面，提醒体外循环人员要严格执行转前安全检查，如气源、ACT等的检查。

（2）因为心肺复苏的患儿循环障碍，经静脉通路给肝素可能会无法达到有效抗凝的作用，故体外循环系统中肝素预充量可高于常规量。

（刘　凯）

# 第五章　ECMO建立和管理常规

体外膜氧合（ECMO）作为有效的循环呼吸支持方法已经广泛应用于心肺功能不全的治疗。ECMO因其快速建立、可长期支持呼吸循环而越来越受到临床危重症治疗的青睐。阜外医院ECMO支持治疗已经作为常规心脏病患者术前、术后有效的心脏支持手段，常规备有ECMO设备及成人和小儿ECMO套包耗材。心脏术后不能脱离体外循环、床旁紧急抢救不能脱离体外循环、ICU患者心功能进行性恶化需要长期辅助、术后肺功能严重不全需要有效呼吸支持的患儿均是ECMO的适应证对象。ECMO辅助支持需要医院多科室的充分协作与密切配合，是对医院综合实力的考验，因此需要做好各方面的准备工作。

## 一、建立

### 1. 物品耗材

（1）因国内缺乏小儿ECMO套包，阜外医院设计了适合婴幼儿及小儿的ECMO系统，包括肝素涂层管路＋RotaFlow离心泵＋Hilite2400/LILIPUT2膜式氧合器（图2-25）。

（2）阜外医院小儿中心ECMO多采用正中插管：右心房－升主动脉建立VA-ECMO。为充分有效进行左心减压，一般同期放置左心房引流管，通常选用材质柔软的直头静脉插管经右上肺静脉放入左心房，根据患儿体重选择插适配管路（14F/16F/18F/20F）。

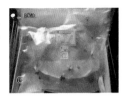

**图 2-25　耗材图片**

注：A.离心泵；B.氧合器；C.涂层管路。

（3）外周VA-ECMO置管途径：体重＜20kg的患儿如需要外周建立ECMO（无论呼吸支持还是心脏支持）均选择右侧颈内静脉和右侧颈总动脉，实施VA-ECMO。充分游离暴露血管后选择合适动静脉插管，采用外科传统切开置管方式固定插管于血管内（图2-26、图2-27）。

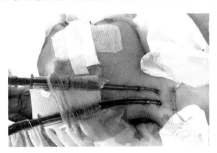

**图 2-26　颈部插管**

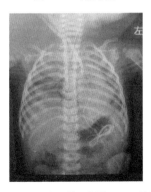

**图 2-27　颈部置管后插管位置X线片**

（4）因目前国内尚无合适的小儿二阶梯腔房管，为达到有效的ECMO辅助流量，右心房插管通常选择较常规下腔静脉直头插管大1号为宜，以达到充分静脉引流从而减轻心脏前负荷的目的。

## 2. 预充准备

（1）ECMO系统安装连接后快速预充以满足临床应用。

（2）采用晶体液（复方电解质溶液）快速预充排净整个ECMO系统中的气体（不同ECMO系统的预充排气方法略有不同）后，可在ECMO系统中预充血制品并适当调整内环境（酸碱平衡及钙离子浓度）维持在正常生理水平。

（3）氧合器连接好变温水箱，在开始ECMO前对系统内预充液进行保温。

## 3. 插管方式

（1）正中插管通常都是直视切开插管，需要强调的是插管部位必须确切固定，通常采用双荷包固定法，保证局部稳定牢固。

（2）摆放插管位置时确保升主动脉插管尖端朝向主动脉弓方向，右心房插管尖端指向下腔静脉，左心房引流管尖端位于左心房中部。后期可通过胸部X线片确定插管尖端方向及位置。

（3）对于体重较大（>30kg）的患儿通常采用外周插管模式如股动静脉置管，股静脉引流管头端置于右心房中部，建立右心房-股动脉的VA-ECMO辅助。

（4）股动脉插管后可能会影响插管侧下肢的血供，通常需要置入股动脉远端灌注，并对比观察双下肢皮肤颜色、周径、温度等，条件允许时还可监测流量及局部饱和度变化（NIRS）。如果是经皮股动脉穿刺置管可以密切观察下肢血供情况，如果无缺血迹象可以暂不插远端灌注管，但必须持续关注下肢血供情况。

（5）插管部位充分固定、严格止血。

## 二、管理

ECMO特点：VA-ECMO对心脏和肺均有很好的辅助作用，较高的辅助流量可以使心肺得到充分休息。ECMO期间为使心肺充分休息需要尽快将心血管活性药物（多巴胺、多巴酚丁胺、肾上腺素、垂体后叶素、去甲肾上腺素、米力农、左西孟旦等）减量及呼吸机参数（RR、$FiO_2$、PEEP、潮气量、PIP等）下调，以减少药物及呼吸机相关性肺损伤，让心肺在充分休息的过程中逐渐恢复。

（1）ECMO期间的管理包括ECMO系统管理与患者管理。

（2）ECMO系统安全稳定运转是ECMO患者最重要的生命保障，因此ECMO管理人员需要对系统非常熟悉，充分掌握设备性能特点，每天常规检查系统安全，熟悉意外情况排查及处理原则和方法。

（3）患者管理涉及面非常广泛，除持续氧供氧耗监测和定时血气、抗凝调整外，还包括每天患者的出入量、血制品输注、心肺功能改善、神经系统评判、重要脏器功能维护、血液破坏监测、胶体渗透压监测、感染控制、营养支持等方面。

（4）VA-ECMO期间呼吸机采用肺保护通气策略，低潮气量、低驱动压、低吸入氧浓度、适当PEEP。机体氧供以满足基本需求为目的，不需要过多的氧供，以组织细胞代谢指标为衡量标准。尤其在小儿呼吸功能不全行VA-ECMO支持期间尤其需要关注肺保护策略。

（5)ECMO期间出血与血栓形成是管理的重点和难点，需要全面监测出凝血指标并正确分析所得结果，充分结合临床实际，综合判定准确指导VA-ECMO期间的稳定抗凝水平。目前阜外医院小儿中心ECMO常规监测出凝血10

项（PT、APTT、INR、D-Dimer、FDP、纤维蛋白原浓度、凝血酶时间、凝血酶原活动度、AT-Ⅲ活性、抗Ⅹa浓度），并结合血栓弹力图（TEG）综合评判指导肝素抗凝。

（6）小儿VA-ECMO期间待心肺功能逐渐恢复后进入撤机流程。综合判定心肺功能的各类指标及心肺功能状态，决定撤机后启动撤机流程：试停机-调整呼吸机及正性肌力药物-观察-停机-拔除动静脉插管。

（7）ECMO管理期间需要整个治疗团队密切配合、统筹商议，各专业相关人员随时待命，共同制订每天治疗计划，保持对可能发生事件及意外的高度警惕。

（冯正义）

# 附录A 阜外医院体外循环中心现用设备

## 一、体外循环机

阜外医院现用体外循环机包括理诺珐索林Stökert S5（图A-1）、索林Stökert C5（图A-2）和迈柯唯HL20体外循环机（图A-3）。对于成人患者，体外循环机采用5泵头模式，包括主泵、停搏液灌注泵、心外吸引泵（硬右心）、心内吸引泵、心外吸引泵（软右心）。对于预计手术时间长、体重大的患者，可采用离心泵作为主泵。对于小儿患者，建议体外循环机采用6泵头模式，包括主泵、改良超滤泵、心内吸引泵、心外吸引泵（硬右心）、停搏液灌注

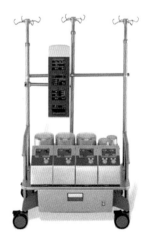

图A-1　Stökert S5体外循环机

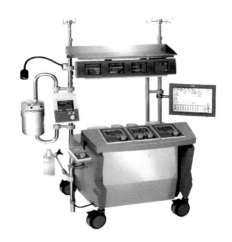

图A-2 Stökert C5体外循环机

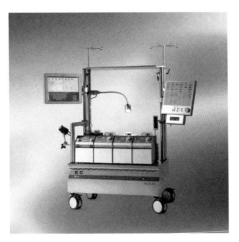

图A-3 迈柯唯HL20体外循环机

泵、心外吸引泵（软右心）。

　　体外循环机上还带有负压辅助静脉引流控制器、静脉氧饱和度监测仪、吸入麻醉剂挥发罐等设备。

### 体外循环机的基础操作

滚压泵特点：通过设备内的驱动泵带动泵头旋转，由泵头的滚轮挤压管道内的血液，从而驱动血液流动，由于滚轮间接对红细胞的挤压，如血红蛋白高或者心肺转流时间长，易对红细胞产生破坏。

离心泵特点：利用离心力原理，由电磁泵提供动力驱动管道内血液流动。由于离心泵对血液无挤压，故特点为对血液破坏小，适用于大体重或转机时间长的手术。

液压泵泵头旋转方向调节：体外循环转流过程中，泵头旋转方向多为逆时针，需要顺时针旋转时，应调节泵头旋转方向。

流量校准：阜外医院成人体外循环管道包的主泵流量为38毫升/转，如果需要调节，可通过泵头的选择菜单，设置相应模式的流量参数。

压力报警设置及反馈：在体外循环机的压力模块上选择点击菜单键，选择受控关联泵，点击翻页键，设置压力的"注意阈值"和"警告阈值"。在压力到达"注意阈值"时，机器会发出报警声音；当压力大至"警告阈值"时，其所关联的受控泵则会停止转动。

液面报警设置及反馈：将液面监测贴在静脉储血罐150～200ml的位置，点击液面监测模块菜单键，选择所需的受控泵，将功能键选择"开"选项。在液面到达预警线时，其所关联的受控泵会减速运行，当液面到达报警线时，其所关联的受控泵则会停止运行。

## 二、ECMO系统

阜外医院现用成人ECMO系统包括：迈柯唯PLS系统（图A-4）、迈柯唯Cardiohelp系统（图A-5）、美敦力BIO-Console 560系统（图A-6）、赛腾OASSIST系统（图A-7）

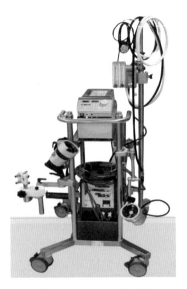

图 A-4　迈柯唯 PLS 系统

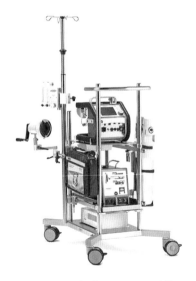

图 A-5　迈柯唯 Cardiohelp 系统

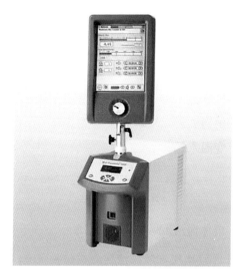

图A-6　美敦力BIO-Console 560系统

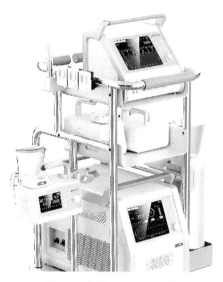

图A-7　赛腾OASSIST系统

及相应ECMO耗材。

阜外医院现用小儿ECMO系统包括：迈柯唯PLS系统、迈柯唯离心泵、米道斯Hilite 2400氧合器、索林LILIPUT2氧合器、儿童专用管路。

ECMO系统的配件还包括ECMO专用水箱、不间断电源、氧饱和度检测仪、氧气瓶等。

### 三、变温水箱

阜外医院现用变温水箱包括理诺珐Stöckert S Ⅲ型变温水箱和理诺珐Stöckert 3T变温水箱。

### 四、自体血液回收机

阜外医院现用自体血液回收机包括唯美Cell Saver Elite自体血液回收机（图A-8）和理诺珐XTRA自体血液回收机（图A-9）。Cell Saver Elite自体血液回收机离心杯

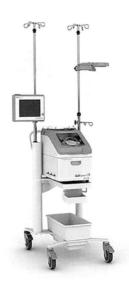

图A-8　Cell Saver Elite自体血液回收机

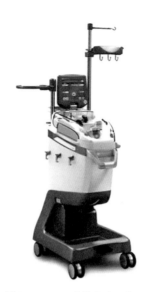

**图A-9 XTRA自体血液回收机**

容量包括75ml、125ml和225ml，XTRA自体血液回收机离心杯容量包括55ml、125ml和225ml。根据患者年龄和预计失血量选择合适的离心杯。

自体血液回收技术可用于处理陈旧库存红细胞、手术全程（非全身肝素化期间）血液回收处理、体外循环管路剩余机血处理。

# 附录B 阜外医院现用成人 体外循环耗材

## 一、氧合器

体外循环氧合器是人工心肺机中"肺"的部分，其主要功能为血液的氧合和二氧化碳的去除，其内部均集成变温装置，因此还有血液变温作用。目前体外循环中常用的氧合器均为膜式氧合器，还有部分产品集成了动脉微栓过滤器。阜外医院常用氧合器的型号及参数见表B-1。

## 二、体外循环插管

体外循环插管是连接体外循环系统和人体心脏大血管的重要连接装置。插管主要包括灌注插管、引流插管、心脏停搏液灌注插管、心内吸引插管、心外吸引插管等。

1. **灌注插管** 即动脉插管，根据其设计用途主要分为中心型动脉插管和外周型动脉插管，详细规格及参数见表B-2。

2. **引流插管** 即静脉插管，根据其设计主要分为中心型静脉插管和外周型静脉插管。中心型静脉插管有心房引流插管和腔静脉引流插管两类，外周型静脉插管则通常为股静脉插管。详细规格及参数见表B-3。

表 B-1 阜外医院现用成人氧合器种类及参数

| 氧合器名称 | 静态预充量（ml） | 最大流量（ml/min） | 集成动脉微栓性滤器及滤网孔径 |
|---|---|---|---|
| 迈科维 QUADROX-i 78000 | 215 | 7000 | 无 |
| 理诺珐 INSPIRE 6F | 284 | 6000 | 38μm |
| 理诺珐 INSPIRE 6F DUAL | 284 | 6000 | 38μm |
| 理诺珐 INSPIRE 6 | 184 | 6000 | 无 |
| 美敦力 Affinity Fusion | 260 | 7000 | 25μm |
| 美敦力 Affinity | 280 | 7000 | 无 |
| 泰尔茂 CAPIOX FX15RW30 | 144 | 5000 | 32μm |

表 B-2 阜外医院现用动脉插管型号及流量－压力曲线

| 名称 | 型号 | 流量－压力曲线 |
|------|------|----------------|
| 龙莱富动脉插管（普通） | 20Fr<br>22Fr<br>24Fr | 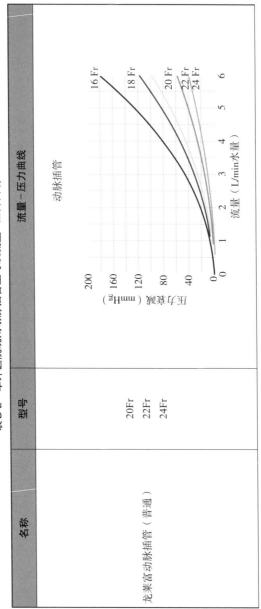 |

| 名称 | 型号 | 流量－压力曲线 |
|---|---|---|
| 龙莱富动脉插管（带芯） | 21Fr<br>23Fr<br>25Fr | 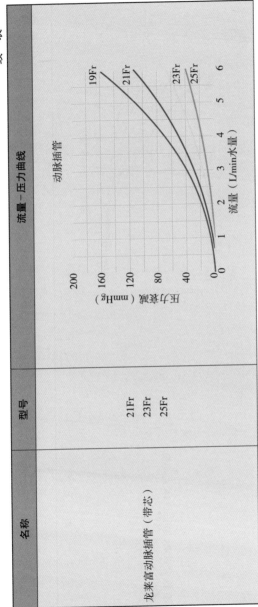 |

续 表

| 名称 | 型号 | 流量-压力曲线 |
|------|------|-------------|
| 美敦力EOPA加长一体式动脉插管 | 18Fr<br>20Fr<br>22Fr<br>24Fr | |

| 名称 | 型号 | 流量－压力曲线 |
|---|---|---|
| 美敦力 Bio-Medicus 股动脉或颈静脉插管 | 15Fr<br>17Fr<br>19Fr<br>21Fr | |

表B-3 阜外医院现用静脉插管型号及流量-压力曲线

| 名称 | 型号 | 流量-压力曲线 |
|------|------|--------------|
| 美敦力双级静脉插管（腔房管） | 32/40Fr<br>36/46Fr | |

| 名称 | 型号 | 流量－压力曲线 |
|------|------|----------------|
| 塑研单级静脉插管 | 22Fr<br>24Fr<br>26Fr<br>28Fr<br>30Fr<br>32Fr<br>34Fr<br>36Fr | |

腔静脉插管

—22F<br>—24F<br>—26F<br>—28F<br>—30F<br>—32F<br>—34F<br>—36F

压力差（mmHg）

流量（L/min水量）

续 表

| 名称 | 型号 | 流量-压力曲线 |
|------|------|------|
| 美敦力直角金属头单级静脉插管（3/8英寸接头） | 12Fr<br>14Fr<br>16Fr<br>18Fr<br>20Fr<br>22Fr<br>24Fr<br>28Fr<br>31Fr | |

| 名称 | 型号 | 流量－压力曲线 |
|------|------|----------------|
| 美敦力直角金属头单单级静脉插管（1/4英寸接头） | 12Fr<br>14Fr<br>16Fr<br>18Fr<br>20Fr | 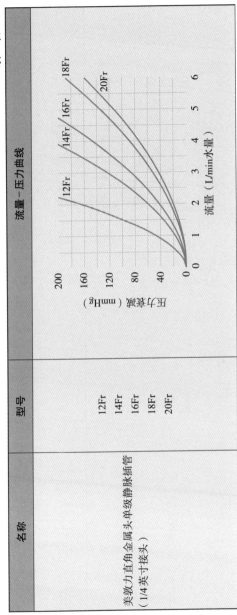 |

附录B 阜外医院现用成人体外循环耗材

续 表

| 名称 | 型号 | 流量-压力曲线 |
|---|---|---|
| 美敦力多级股静脉插管 | 19Fr<br>21Fr<br>25Fr | 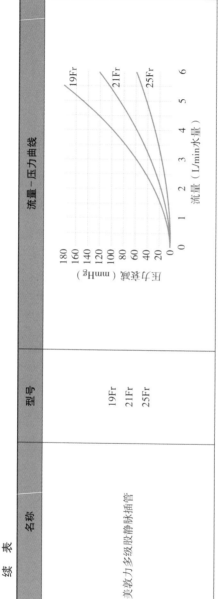 |

| 名称 | 型号 | 流量－压力曲线 |
|------|------|----------------|
| 美敦力单级股静脉插管 | 23Fr<br>25Fr | 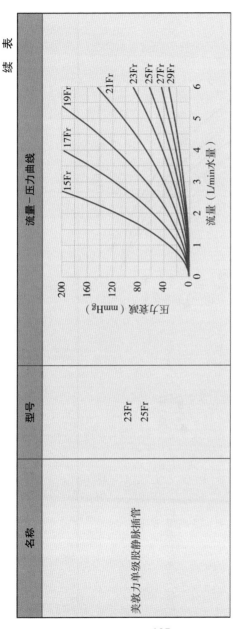 |

续 表

| 名称 | 型号 | 流量-压力曲线 |
|------|------|------------|
| 美敦力双级股静脉插管 | 24/29Fr<br>30/33Fr | 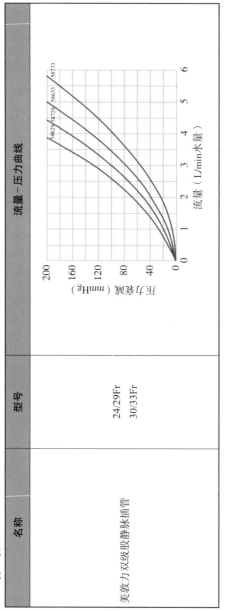 |

3. **心脏停搏液灌注插管**　阜外医院常用的心脏停搏液灌注插管型号及参数见表B-4。

表B-4　阜外医院常用心脏停搏液灌注插管型号及参数

| 名称 | 品牌 | 规格型号 |
|------|------|----------|
| 成人灌注插管 | 塑研 | 成人 |
| 成人灌注插管 | 威高 | 成人15G加长型 |
| 冠状动脉灌注插管 | 菲拉尔 | 135°、90° |
| 逆行灌注插管 | 美敦力 | 94115T |

4. **心内外吸引插管**　阜外医院常用的心内外吸引插管主要包含以下类型。①心外吸引插管：包括成人型硬质心外吸引管（硬右心）、软质心外吸引管（软右心），以及儿童型硬质心外吸引管（硬右心）、软质心外吸引管（软右心）。②心内吸引插管：成人型心包吸引软管和儿童型心包/心腔内吸引软管，心腔内吸引软管，左心减压管。

## 三、体外循环血管路

体外循环血管路用来连接氧合器、动脉微栓过滤器、动静脉插管等形成体外循环环路，还包含心内外吸引管路及部分停搏液灌注。管路阜外医院常用的型号及参数见表B-5。

表B-5　阜外医院常用体外循环管路管型号及参数

| 名称 | 泵管（英寸） | 静脉管路数量及尺寸（英寸） | 动脉管路数量及尺寸（英寸） | 吸引管路数量及尺寸（英寸） | 静态预充量（ml） | 适配微栓过滤器 |
|------|------|------|------|------|------|------|
| 搭桥包 | 1/2 | 1（1/2） | 1（3/8） | 2（1/4） | 530 | 成人型 |

| 名称 | 泵管（英寸） | 静脉管路数量及尺寸（英寸） | 动脉管路数量及尺寸（英寸） | 吸引管路数量及尺寸（英寸） | 静态预充量（ml） | 适配微栓过滤器 |
|------|-----|------------------|------------------|------------------|----------|-----------|
| 常规包 | 1/2 | 1（1/2） | 2（3/8） | 2（1/4） | 540 | 成人型 |
| 大血管包 | 1/2 | 2（1/2） | 1（3/8） | 3（1/4） | 585 | 成人型 |
| 微创 I | 1/2 | 1（3/8） | 1（3/8） | 2（1/4） | 295 | 不需要 |
| 微创 II | 1/2 | 2（3/8） | 1（3/8） | 2（1/4） | 325 | 不需要 |
| 儿童包 | 3/8 | 2（3/8） | 1（3/8） | 2（1/4） | 600 | 儿童型（旧式） |

## 四、动脉微栓过滤器及血液浓缩器

　　动脉微栓过滤器为内部包含滤网结构的气体、固体微栓过滤装置，通常安装在氧合器出口，阜外医院常用的型号及参数见表B-6。

表B-6　阜外医院常用动脉微栓过滤器型号及参数

| 类型 | 预充量（ml） | 最大流量（ml/min） | 滤网孔径（μm） | 适用管道及接头尺寸（英寸） |
|------|----------|---------------|-----------|------------------|
| 菲拉尔成人型 | 180 | 6000 | 40 | 成人各型号管路（3/8） |
| 菲拉尔儿童型（旧式） | 110 | 3500 | 40 | 儿童管道（3/8） |

　　血液浓缩器（又称超滤器），主要功能为浓缩血液。可在液体过负荷时滤除过多的血容量或术中HCT偏低时用来浓缩血液提升HCT。此外，还可通过平衡超滤的方式调节电解质紊乱。阜外医院常用的型号及参数见表B-7。

表 B-7　阜外医院常用血液浓缩器型号及参数

| 类型 | 预充量（ml） | 纤维微孔孔径（μm） |
| --- | --- | --- |
| Dideco DHF02 | 17 | 215 |
| Dideco DHF06 | 30 | 200 |

## 五、心脏停搏液灌注管路

心脏停搏液灌注管路用来向心肌灌注保护液以实现心脏电-机械活动停止及低温等从而达到心肌保护的目的。通常包含含血停搏液灌注管路和晶体停搏液灌注管路两种类型。阜外医院常用的型号及参数见表 B-8。

表 B-8　阜外医院常用血液浓缩器型号及参数

| 名称 | 品牌 | 类型 |
| --- | --- | --- |
| 含血停搏液灌注管路 | 天津塑料研究所 | 1:4含血灌注 |
| 微量停搏液灌注管路 | 天津塑料研究所 | 任意比例含血灌注 |
| 晶体停搏液灌注管路 | 天津塑料研究所 | 晶体灌注 |

# 附录C 阜外医院现用小儿体外循环耗材

## 一、阜外医院现用膜式氧合器（表C-1）

表C-1 膜式氧合器型号及特点

| 型号 | 静态预充（ml） | 最大流量（ml） | 适用范围（kg） |
|---|---|---|---|
| 索林Kids D100 | 31 | 700 | ＜6 |
| 索林Kids D101 | 87 | 2500 | ＜30 |
| 泰尔茂Capiox 15 | 135 | 4000 | ＜50 |
| 泰尔茂FX05 | 43 | 1500 | ＜15 |
| 美敦力Pixie | 48 | 2000 | ＜20 |

## 二、阜外医院现用动脉微栓滤器（表C-2）

表C-2 宁波菲拉尔动脉微栓滤器型号及特点

| 型号 | 预充量（ml） | 最大流量（ml/min） | 滤网孔径（μm） |
|---|---|---|---|
| 婴儿型 | 40 | 2500 | 40 |
| 儿童型 | 110 | 3500 | 40 |

### 三、阜外医院现用管道包（表C-3，天津塑料研究所制）

表C-3　管道包型号及特点

| 型号 | 主泵管（英寸） | 静脉管路（英寸） | 动脉管路（英寸） | 心内/心外吸引（英寸） | 静态预充（ml） | 适用范围（kg） |
|---|---|---|---|---|---|---|
| 婴儿/新生儿 | 1/4 | 1/4 | 3/16 | 5/32 | 170～200 | <10* |
| 儿童C | 1/4 | 1/4 | 1/4 | 5/32 | 200～250 | <15* |
| 儿童B | 5/16 | 1/4 | 1/4 | 5/32 | 250～300 | <25* |
| 儿童A | 3/8 | 3/8 | 1/4 | 1/4 | 400 | <35* |
| 儿童包 | 3/8 | 3/8 | 3/8 | 1/4 | 600 | <45* |

注：*建议使用体重范围。

### 四、阜外医院现用动脉插管（表C-4、表C-5，图C-1～图C-3）

表C-4　美敦力动脉插管型号及特点

| 美敦力DLP小儿一体式动脉插管 | 建议最高流量（ml/min） |
|---|---|
| 6Fr | 350 |
| 8Fr | 500 |
| 10Fr | 1100 |
| 12Fr | 1800 |
| 14Fr | 2500 |
| 16Fr | 3200 |

表 C-5 龙莱富动脉插管型号及特点

| 龙莱富一体式动脉插管 | 建议最高流量（ml/min） |
|---|---|
| 12Fr | 1500 |
| 14Fr | 2000 |
| 16Fr | 2800 |

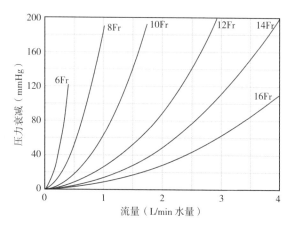

图 C-1 DLP 一体式动脉插管流量−压力曲线

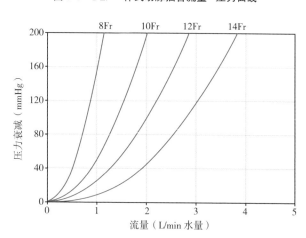

图 C-2 爱德华外周动脉插管流量−压力曲线

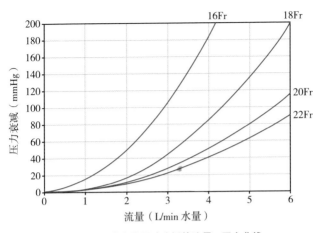

图C-3 爱德华外周动脉插管流量-压力曲线

## 五、阜外医院现用静脉插管

### 1. 直头静脉插管

爱德华：10Fr、12Fr、14Fr、16Fr、18Fr、20Fr。

天津塑料研究所：18Fr、20Fr、22Fr、24Fr、26Fr、28Fr、30Fr、32Fr、34F。

龙莱富：12Fr、14Fr、16Fr、18Fr、20Fr。

### 2. 直角静脉插管

爱德华：10Fr、12Fr、14Fr、16Fr、18Fr。

美敦力：12Fr、14Fr、16Fr、18Fr、20Fr、22Fr。

龙莱富：12Fr、14Fr、16Fr、18Fr、20Fr。

### 3. 股静脉插管（表C-6、表C-7）

表C-6　龙莱富常用股静脉插管特征

| 型号 | 流量（ml/min） | 外径（Fr） | 总长（cm） | 连接 |
|---|---|---|---|---|
| 龙莱富单级股静脉插管 | 1000～2000 | 15 | 73 | 无排气侧孔 3/8 |
| | 2000～2500 | 17 | 73 | 无排气侧孔 3/8 |
| | 2500～3500 | 19 | 73 | 无排气侧孔 3/8 |

表C-7　美敦力常用股静脉插管特征

| 型号 | 流量（ml/min） | 外径（Fr） | 总长（cm） | 连接 |
|---|---|---|---|---|
| 一体式股静脉插管 | 350 | 8 | 19 | 无排气侧孔 1/4 |
| | 750 | 10 | 19 | 无排气侧孔 1/4 |
| | 1000～1250 | 12 | 19 | 无排气侧孔 1/4 |
| | 1250～1750 | 14 | 19 | 无排气侧孔 1/4 |
| | 750～1200 | 15 | 76.2 | 无排气侧孔 3/8 |
| | 1100～1700 | 17 | 76.2 | 无排气侧孔 3/8 |
| | 1500～2200 | 19 | 76.2 | 无排气侧孔 3/8 |
| | 2000～3000 | 21 | 76.2 | 无排气侧孔 3/8 |
| Carpentier双极股静脉插管 | 4000 | 24/29 | 70.5 | 无排气侧孔 1/2 |
| | 5750 | 30/33 | 70.5 | 无排气侧孔 1/2 |

## 六、阜外医院现用吸引插管

1. **心外吸引管（右心吸引管）**　包括硬质、软质心外吸引管。

2. **心内吸引管（左心吸引管）**　①直型13Fr、16Fr和20Fr及L型心内吸引管8Fr（美敦力）。②直型16Fr、20Fr

及 L 型婴儿心内吸引管 8Fr（常州龙莱富）。③金属弹簧型心内吸引管儿童型（常州龙莱富）。

## 七、阜外医院现用儿童血液浓缩器（表 C-8）

表 C-8　儿童血液浓缩器类型及特点

| 类型 | 预充量（ml） | 纤维微孔孔径（μm） |
| --- | --- | --- |
| 迈柯唯 BC20 | 17 | 215 |
| 理诺珐 DHF02 | 30 | 200 |

## 八、阜外医院现用心肌保护灌注装置

阜外医院目前使用天津塑料研究所晶体停搏液灌注管路（内置一段 1/4 硅胶管和停搏液降温装置）（图 C-4）。

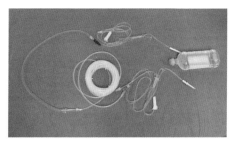

图 C-4　阜外晶体停搏液灌注管路

主动脉根部停搏液灌注插管头由洗手护士用静脉套管针（16G 或 18G）制作（图 C-5）。

冠状动脉直视灌注插管（小白头）用于直接灌注左右冠状动脉，型号包括 2mm、3mm、4mm、5mm 和 6mm（图 C-6A）。大体重患儿可用成人冠状动脉直视灌注插管（图 C-6B）。

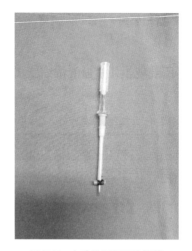

图C-5 主动脉根部灌注插管

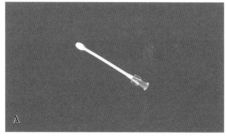

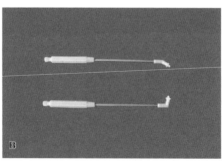

图C-6 冠状动脉直视灌注插管

# 九、阜外医院现用压力传感器

Medex MX9605A型压力传感器及附件用于主泵压力和停搏液灌注压力监测。实际测压装置见图C-7。

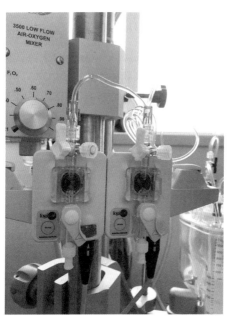

图C-7  实际测压装置

# 附录D 常用实验室检测操作

## 一、血浆胶体渗透压检测

体外循环心脏手术过程中或ECMO支持过程中常因大量晶体的输入导致血浆胶体渗透压（COP）下降，而由于手术操作、炎症反应或药物影响等引起组织水肿，为减轻水肿等损伤，需保持COP在一定范围内。COP的具体操作步骤如下。

（1）移除加样口盖子。

（2）窗口显示为0（若不是0按红色ZERO键校零）。

（3）按PUMP将加样口中的生理盐水吸走。

（4）加入血液样本约100μl（5～7滴，覆盖渗透膜为准）。

（5）大约15秒之后，按PUMP将样本吸走。

（6）再次加入100μl（5～7滴，不要加生理盐水）。

（7）之后大约30秒，待读数停止后，记录数值。

（8）反复冲洗吸走10次，数值归"0"。

（9）加入生理盐水浸泡渗透膜，封闭加样口盖子。

## 二、血浆游离血红蛋白检测

游离血红蛋白（FHb）是红细胞破坏后的产物，在血液中正常值为0～50mg/L。当因剪切应力产生大量血液破坏后，FHb升高，此时不仅导致Hb和血液携氧能力下降，血红蛋白可转变成具有肾毒性的高铁血红蛋白。另外，肾缺血及缺氧可促使高铁血红蛋白沉积在肾小管，使之发生阻塞而引起肾衰竭。FHb还会清除内皮细胞产生的一氧化氮，导致微血管舒缩功能调节障碍，促进vWF介导的血小板黏附形成血栓。因此，在ECMO辅助过程中，应监测FHb的产生，一旦超过500mg/L，积极寻找原因，保护肾功能。FHb检测仪操作步骤如下。

（1）取抗凝血3ml左右置于试管中，另一支试管3ml左右生理盐水配平。

（2）对称位置放入离心机，3500转，离心5分钟。

（3）游离血红蛋白检测仪开机，待出现"LHb"后拉出托盘。

（4）显示"ready---"后推入空托盘，结果为"0.0g/L"校零完成，拉出托盘。

（5）离心机完全停止后取出试管，用1000μl移液枪取上清液滴于塑料膜上。

（6）用试剂片尖端45°沾取液滴，让血清充满试剂片的圆形检测窗。

（7）将试剂片至于托盘上，推入开始测量。

（8）待显示数值后，记录数值并将单位换算为mg/L（g/dl×10 000，g/L×1000）后发布报告。

（刘　刚）

# 附录E 设备维护保养

## 一、体外循环机设备维护

每个月体外循环机做一次充放电测试，每个月所有设备做一次彻底消毒擦拭，每3个月所有机器巡检一次。每台设备均粘贴各自设备信息二维码，科室内有设备维护及故障申报流程。

## 二、水箱的维护

（1）水箱清洗使用消毒剂：PuristerilR340、PeresalR、MinncareRcold steilant、CloroxRRegular、Bleach或者其他经SORIN GROVP认证的消毒剂。

（2）水箱消毒：①将水箱水排空。②加入稀释后的消毒剂。③用过滤后的自来水注满水箱（以指示灯为标准）。④将水箱后的循环管道形成短循环并打开水箱后的泄水阀。⑤启动循环系统，10分钟后在循环进行时将泄水阀关闭（使管路里的水吸回水箱）。⑥排空含有消毒剂的水，加入过滤后的自来水依次循环两遍，每次循环3分钟。⑦排空水箱后，注满过滤后的自来水（以指示灯为标准）。⑧每半个月换一次水，每个月进行一次水箱消毒。

（陶　随）

# 附录 F   体外循环意外防范

体外循环系统复杂，安装、操作过程烦琐，稍有不慎，即可导致意外发生，危及患者安全。因此，体外循环过程中，对各种意外（如管路内进气、氧合器氧合不良和渗漏等）的发生进行准确的判断和快速、正确的处理，是体外循环医师应具备的基本素质。

## 一、循环管路内进气

**1. 静脉端进气**　多由上和/或下腔静脉阻断不全引起，此时静脉管路内常有异常"气过水声"。长时间静脉气血混合导致血液破坏增加、游离血红蛋白增高、血红蛋白尿，从而引起肾功能损害，因此，一旦发现静脉出现气体，应及时提醒外科医师，调整静脉管路，消除气体。

**2. 动脉端进气**　多由于静脉引流不畅或静脉管路扭折，体外循环医师未及时发现而引起。一旦发现进气应做如下处理。

（1）立即停泵，钳夹氧合器出口端管路，由静脉管路放血或添加液体至储血室，维持足够液平面。

（2）开放氧合器顶端排气侧路，启动泵循环，然后开放微栓滤器侧路，加大流量，直至气体排净。

（3）顺序关闭微栓和氧合器排气侧路。

（4）开放动、静脉阻断钳，恢复体外循环。

**3. 改良超滤进气**

（1）改良超滤开始后，如动脉端扭折、主动脉插管贴壁或超滤流量过高，可引起氧合器内负压，导致氧合器内气体进入，被迫停止改良超滤。因此，改良超滤进行时，应常规监测泵压，一旦发现压力异常（负压），应及时停止改良超滤，异常情况解除后，方可恢复改良超滤。

（2）改良超滤结束，夹闭动脉管路。回收改良超滤通路内血液时注意三通方向，避免血液进入患者体内，导致容量增加，继而气体进入患者体内。

## 二、氧合器故障

1. **氧合不良**　排除气源故障后，氧合不良多由产品质量引起，一旦发现应及时更换。目前各种类型的氧合器、静脉储血罐和氧合室可自由分开，因此只需更换氧合室，操作简单，串联、并联皆不可取，因可增加血液破坏，且步骤烦琐。

2. **更换步骤**

（1）将新的氧合器预充排气，将入口端和出口端分别保留约10cm长管道，并用阻断钳夹闭（图F-1）。

（2）备好两个带侧孔的接头，侧孔安装三通。

（3）通知外科医师，暂停体外循环，夹闭故障氧合器

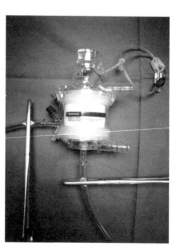

**图F-1　单独氧合器预充准备**

出入口管路。

（4）连接新的氧合器，残余气体从侧孔排出。

（5）开放阻断钳，恢复体外循环。

## 三、驱动泵故障

（1）体外循环过程中应常规备好摇把（图F-2、图F-3），一旦主泵因故障停止运转，立即手动驱动体外循环，保证患者安全，及时通知维修人员。

（2）更换主泵：可将运转正常的左或右心泵代替主泵，更换步骤如下。①维持适当低温，阻断钳夹闭泵管出口远端，逆时针旋转泵头将泵管取出。②更换主泵，安装主泵管，调节泵管松紧，开放阻断钳，恢复体外循环。

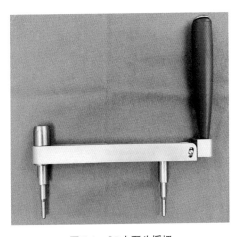

图F-2　S5大泵头摇把

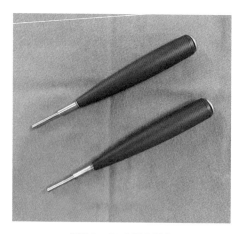

图 F-3　S5 小泵头摇把

## 四、气源故障

阜外医院手术室常规备有氧气瓶和足够长度的连接管道，一旦出现气源故障，可及时连接氧气瓶（图 F-4）。

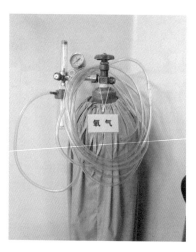

图 F-4　氧气瓶

## 五、管道意外

（1）在连接、安装体外循环系统时，应对各个部件仔细检查，一旦发现问题，应及时更换（图F-5）。

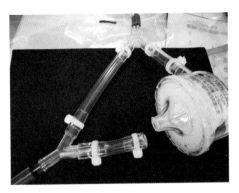

**图F-5　微栓滤器接头断裂**

（2）泵管：阜外医院主泵管多采用一体成型渐变管道，因此管道崩脱比较少见，意外多发生于以下情况。

1）泵槽内异物，可引起卡泵或泵管破裂，常见如三通帽、肝素帽、压力传感器附件（图F-6）。

2）泵管入口端固定过松，以致泵管在泵槽内扭折。

3）泵管扭曲，旋转过程中脱离轨道，被管道导引销挤压破裂。

体外循环开始前应仔细检查，排除此类隐患。

（3）左、右心吸引：管道安装均应紧贴泵槽内壁，松紧程度按照主动脉泵管标准，过紧可造成血液破坏增加，尤其对于复杂先心病患者，侧支丰富，左心回血多，长时间吸引致血液破坏增加。

（4）泵松紧调节方法

1）泵旋转三圈，泵管下陷约占管径的1/3。

2）旋转泵头至管道完全内陷，缓慢松咬合旋钮至管

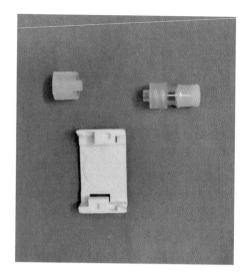

**图 F-6　泵槽异物**

道完全弹起，然后再将咬合刻度调紧4～5格。

## 六、停电

体外循环机电源故障：阜外医院体外循环机备有储备电池并连接UPS电源，停电后可维持2小时的正常运转。同时应备好摇把，一旦储备电源耗尽，及时手动驱动，以确保患者安全。

## 七、泵压高

（1）主动脉插管进入夹层：动脉插管完毕，缓慢启动驱动泵，观察泵压，若发现泵压异常增高，及时通知外科医师，否则可造成主动脉夹层撕脱的严重后果。

（2）动脉管路受压、扭折或阻断钳夹闭动脉插管：停泵，通知外科医师检查动脉管路及阻断钳的位置，及时调整。

（刘　凯）

# 附录 G 体外循环记录单

中国医学科学院阜外医院

## 体外循环记录单

病案号 _____ 病房 _____ 性别 _____ 编号 _____ 第 ___ 页

姓名 _____ 性别 _____ 年龄 _____ 岁 体重 _____ kg 身高 _____ cm BSA _____ m²

术前诊断 _____ 手术日期 _____ 年 ___ 月 ___ 日

实施手术 _____ 术者 _____ 麻醉医师 _____

术前检查 Hb _____ g/L, 血小板 _____ ×10⁹/L, 血型 _____ 血糖 _____ mmol/L, BUN _____ mmol/L, Cr _____ μmol/L,
白蛋白 _____ g/L, LVEF _____ %, C/T _____ 药物过敏史 _____, 既往史 _____

备□ 再□
儿□ 急□
停□ 感□

| | 复方电解质 | 白蛋白 | 琥珀酰明胶 | 其他人工胶体 | 乳酸林格 | 甘露醇 | 5% SB | KCl | 钙剂 | MgSO₄ | 其他 | 总量 |
|---|---|---|---|---|---|---|---|---|---|---|---|---|
| 预充 | | | | | | | | | | | | |
| 转中 | | | | | | | | | | | | |
| 药物 | 心肌保护液 | 抗凝剂 | 吠塞米 | 利多卡因 | 甲泼尼龙 | 胰岛素 | | | | | | |

187

| | 复力电解质 | 白蛋白 | 琥珀酰明胶 | 其他人工胶体 | 乳酸林格 | 甘露醇 | 5% SB | KCl | 钙剂 | MgSO₄ | 其他 | 总量 |
|---|---|---|---|---|---|---|---|---|---|---|---|---|
| 剂量 | | | | | | | | | | | | |

体外循环前检查：√正常　×不正常

机器类型＿＿＿＿　变温水箱＿＿＿＿　氧合器类型＿＿＿＿　微栓滤器＿＿＿＿　回流室＿＿＿＿

超滤器＿＿＿＿　SvO₂监测＿＿＿＿　ACT测定仪＿＿＿＿　自体血液回收机＿＿＿＿　ECMO＿＿＿＿

灌注方法：浅低温灌注，深低温低流量，深低温停循环，上下分灌，左心转流，辅助循环，血液回收，

插管方法：动脉插管：升主动脉，股动脉，腋动脉，腔动脉，人工血管：F＿＿＿，动脉1-22Fr，动脉2-24Fr

　　　　　静脉插管：上下腔静脉，腔房管，静脉：F＿＿＿＋（进/国）F＿＿＿，静脉1-24Fr，静脉2-28Fr

心肌保护方法：灌注方法＿＿＿＿。脑保护方法：脑灌注方式＿＿＿＿，脑灌注方向＿＿＿＿，

脑灌流量＿＿＿＿ml/kg。血液保护措施：动脉放血/静脉放血，放血容量＿＿＿＿，转中回输量＿＿＿＿。脏器缺血

时间：心脏＿＿＿＿min，脑＿＿＿＿min，脊髓＿＿＿＿min，左肾＿＿＿＿min，右肾＿＿＿＿min，下肢＿＿＿＿min，其他＿＿＿＿min。

体外耗材：成人搭桥/血管/常规/儿童/婴儿A/B/C；心内引流管＿＿＿＿，心外吸引管（硬/软）＿＿＿＿，

（血液/晶体）灌注装置＿＿＿＿，冠状动脉直视灌注管＿＿＿＿，冠状静脉窦逆行灌注管＿＿＿＿，冠状动脉逆行灌注管

血气＿＿＿＿次，ACT＿＿＿＿次，氧饱和度搏血＿＿＿＿次，压力换能器＿＿＿＿个，输血器＿＿＿＿个，三通＿＿＿＿个，注射器＿＿＿＿个

体外循环时间_____min，体外循环次数_____次，主动脉阻断时间_____min，主动脉阻断次数_____次，停搏液灌注次数_____次，体外循环辅助时间_____min，低流量时间_____min，下半身停循环时间_____min，全身停循环时间_____min，改良超滤时间_____min，选择性脑灌时间_____min，快速加温输血时间_____min，Flow Study_____min。吸入麻醉剂时间_____min。测游离血红蛋白次数_____次，测胶体渗透压次数_____次。

抗凝剂类型：肝素/比伐卢定/阿加曲班，抗凝剂剂量_____mg，预充剂量_____mg，转中追加剂量_____mg。滤液量_____ml（常规超滤量_____ml，改良超滤量_____ml，平衡超滤量_____ml）；余血量_____ml。回收量_____ml，转前尿量_____ml，转中尿量_____ml，总液量_____ml。

灌注者：　　　　　　／

备注：

| 类型 | 时间 | 泵速 | 动脉流量 | 泵压 | 通气 | FiO₂ | SvO₂ | HCT | SBP | MAP | DBP | CVP | 鼻咽温 | 直肠温 | T(V) | T(A) | 时点 | 事件/用药/操作名称 |
|---|---|---|---|---|---|---|---|---|---|---|---|---|---|---|---|---|---|---|
|  |  |  |  |  |  |  |  |  |  |  |  |  |  |  |  |  |  |  |
|  |  |  |  |  |  |  |  |  |  |  |  |  |  |  |  |  |  |  |
|  |  |  |  |  |  |  |  |  |  |  |  | × |  |  |  |  |  |  |
|  |  |  |  |  |  |  |  |  |  |  |  | × |  |  |  |  |  |  |
|  |  |  |  |  |  |  |  |  |  | × | × | × |  |  |  |  |  |  |
|  |  |  |  |  |  |  |  |  |  | × | × | × |  |  |  |  |  |  |
|  |  |  |  |  |  |  |  |  |  | × | × | × |  |  |  |  |  |  |
|  |  |  |  |  |  |  | × |  |  | × | × | × |  |  |  |  |  |  |
|  |  |  |  |  |  |  | × |  |  | × | × | × |  |  |  |  |  |  |
|  |  |  |  |  |  |  |  |  |  |  |  |  |  |  |  |  |  |  |
|  |  |  |  |  |  |  | × |  |  | × | × | × |  |  |  |  |  |  |
|  |  |  |  |  |  |  |  |  |  |  |  |  |  |  |  |  |  |  |

| 类型 | 时间 | 泵速 | 动脉流量 | 泵压 | 通气 | FiO₂ | SvO₂ | HCT | SBP | MAP | DBP | CVP | 鼻咽温 | 直肠温 | T (V) | T (A) | 时点 | 事件/用药/操作名称 |
|---|---|---|---|---|---|---|---|---|---|---|---|---|---|---|---|---|---|---|
| | | | | | | | | | | | | | | | | | | |
| | | | | | | | | | | × | × | × | | | | | | |
| | | | × | × | × | × | × | | | × | × | × | | | | | | |
| | | | | | | | | | | × | × | × | | | | | | |
| | | | | | | | | | | | | | | | | | | |
| | | | | | | | | | | × | × | × | | | | | | |
| | | | | | | | | | | × | × | × | | | | | | |
| | | | | | | | | | | × | × | × | | | | | | |
| | | | | | | | | | | | | | | | | | | |
| | | | | | | | | | | × | × | × | | | | | | |

191

| 类型 | 时间 | 泵速 | 动脉流量 | 泵压 | 通气 | FiO₂ | SvO₂ | HCT | SBP | MAP | DBP | CVP | 鼻咽温 | 直肠温 | T(V) | T(A) | 时点 | 事件/用药/操作名称 |
|---|---|---|---|---|---|---|---|---|---|---|---|---|---|---|---|---|---|---|
|  |  |  |  |  |  |  |  |  |  |  |  |  |  |  |  |  |  |  |
|  |  |  | × | × | × | × | × |  |  |  |  |  |  |  |  |  |  |  |
|  |  |  | × | × | × | × | × |  |  |  |  |  |  |  |  |  |  |  |
|  |  |  |  |  |  |  |  |  |  |  |  |  |  |  |  |  |  |  |
|  |  |  | × | × | × | × | × |  |  |  |  |  |  |  |  |  |  |  |
|  |  |  |  |  |  |  |  |  |  |  |  |  |  |  |  |  |  |  |

# 附录H ECLS建立和撤除记录单

## 建立ECLS记录

### 基本信息

姓名: _____ 性别: _____ 年龄: _____ 身高 _____ 体重 _____ 体表面积 _____ 病案号 _____

[ 新生儿患者出生日期（月/日/年，新生儿精确到时: 分）_____ ]

临床诊断: _____

---

新生儿患者:（非新生儿无须填写）

Apgar评分（1分钟）: _____ （5分钟）: _____ 孕龄: _____ 孕母年龄 _____

分娩方式: □阴道 □择期剖宫产 □急诊剖宫产 出生体重: _____ kg

先天性膈疝? □（如果是请选择） 产前是否诊断? □（如果是请选择）

先天性膈疝的部位 _____（左侧、右侧、双侧）外科矫治: □未 □辅助前 □辅助中 □辅助后

---

建立ECLS地点: 手术室□ SICU□ PICU□ CCU□ NICU□ 内科ICU□ 急诊□ 病房□ 转运□ 导管室□ 院外□其他 _____

193

建立ECLS目的: 循环辅助□ 呼吸辅助□ 循环和呼吸辅助□ ECPR □ 其他_____

气管插管时间: ___年___月___日___时___分

ECLS开始时间: ___年___月___日___时___分

（若为ECPR, 需完善下方ECPR部分内容）

---

建立ECLS前状态:

患者状态: 全麻□ 清醒□ 镇静□ 意识丧失□

瞳孔大小: 左___mm 右___mm

瞳孔反射: 有□ 不等大或散大□ 固定及散大□

血流动力学参数: HR_____ ABP___/___ CVP_____ PAP_____ LAP_____ SvO₂_____

PCWP_____ CI_____ 体温_____

血气生化:（6小时内最差数据）

pH_____ PaO₂_____ PaCO₂_____ FiO₂_____ SaO₂_____ HCO₃⁻_____ BE_____ K⁺_____ BUN_____ Lac_____ SpO₂_____

呼吸机参数: 模式: 无呼吸机□ 无创通气□ 常规□ 高频□ 其他_____

VT_____ RR_____ FiO₂_____ PIP_____ PEEP_____ 气道压_____

药物: 多巴胺_____ 多巴酚丁胺_____ 去甲肾上腺素_____ 肾上腺素_____ 米力农_____

垂体后叶素_____ 艾司洛尔_____ 尼卡地平_____ 硝酸甘油_____ 异丙肾上腺素_____

脑利钠肽_____ 左西孟旦_____ 其他_____

其他辅助: 起搏器□ IABP□ 左心辅助□ 双心辅助□ 右心辅助□ 经皮心室辅助□ 人工心脏□ 体外循环□ 血滤□

其他_____

194

如果有体外循环，请填写下表内容：

CPB时间_____ min 阻断时间_____ min 阻断次数_____次 DHCA时间_____ min DHCA次数_____次

ECLS系统：干备□ 湿备□ 临时安装□

预充液类型：复方电解质□ 生理盐水□ 人工胶体□ 白蛋白□ 红细胞□ 全血□ 血浆□ 其他□

肝素初始剂量_____U

ECLS模式：VA□ VV□ VAV□ VVA□ 其他□

插管位置：_____（位置描述）

     V：1 _____ Fr_ 2 _____ Fr_ 3 _____ Fr

     A：1 _____ Fr_ 2 _____ Fr 侧支 _____ Fr

ECLS机器型号：_____ 套包型号_____ 血泵_____ 氧合器_____ 变温器_____

手术操作：经皮□ 切开□ 中心□ 其他□

若为ECPR，请填写以下相关内容：

心搏骤停发生地点：手术室□ SICU□ PICU□ CCU□ NICU□ 内科ICU□ 急诊□ 病房□ 转运□ 院外□ 其他_____

是否目击心搏骤停：是□ 否□

初始心律：室颤□ 室速□ 无脉电活动□ 心脏停搏□ 窦性心动过缓□ 室上速□ 房颤□

是否复律：是□ 否□

按压开始时间_____时_____分_____秒，按压结束时间_____时_____分_____秒

195

按压类型：胸外□ 胸内□ 混合□

自主循环是否恢复：是□ 否□ 自主循环恢复次数____次

| 血压情况 | 最差 | 最好 |
|---|---|---|
| 收缩压 | | |
| 舒张压 | | |
| 平均压 | | |

ECLS前最好 pH____ 最差 pH____ 开机温度____℃

简要说明：____

填表人：____

## 撤除 ECLS 记录

ECLS 结束时间：_____年_____月_____日_____时_____分　　ECLS 运转时间：_____（h）

---

撤除 ECLS 地点：

手术室□ SICU□ PICU□ CCU□ NICU□ 内科 ICU□ 急诊□ 转运□ 病房□ 院外□ 其他□

ECLS 转归：痊愈□ 放弃□ 桥接至（心室辅助□ 无泵肺支持□ 心脏移植□ 肺移植□ 心肺移植□ 人工心脏□）

其他_____

---

撤除 ECLS 前状态：

患者状态：全麻□ 清醒□ 镇静□ 意识丧失□

瞳孔大小：左_____mm，右_____mm

瞳孔反射：有□ 不等大或散大□ 固定及散大□

血气生化：（撤机前最近数据）

pH_____ PaO₂_____ PaCO₂_____ FiO₂_____ SaO₂_____ HCO₃⁻_____ BE_____ K⁺_____

BUN_____ Lac_____ SpO₂_____

呼吸机参数：模式：无呼吸机□ 无创通气□ 常规□ 高频□ 其他□

VT_____ RR_____ FiO₂_____ PIP_____ PEEP_____ 气道压_____

药物：多巴胺_____ 多巴酚丁胺_____ 去甲肾上腺素_____ 肾上腺素_____ 米力农_____ 垂体后叶素_____

197

艾司洛尔＿＿＿＿＿ 尼卡地平＿＿＿＿＿ 硝酸甘油＿＿＿＿＿ 异丙肾上腺素＿＿＿＿＿ 重组人脑利钠肽＿＿＿＿＿ 左西孟旦＿＿＿＿＿
其他＿＿＿＿＿
其他辅助：起搏器□ IABP□ 左心辅助□ 双心辅助□ 右心辅助□ 经皮心室辅助人工心脏□ 体外循环□ 血滤□
其他＿＿＿＿＿

如果体外循环，请填写：
CPB时间＿＿＿＿＿ min 阻断时间＿＿＿＿＿ min 阻断次数＿＿＿＿＿ 次 DHCA时间＿＿＿＿＿ min DHCA次数＿＿＿＿＿ 次

若为ECPR，请填写以下相关内容：
降温措施：头部冰帽□ 全身降温□ 脑局部降温□ 未降温□
第一个HCT时间＿＿＿＿＿ h 第一个HCT＿＿＿＿＿ ；32%HCT时间＿＿＿＿＿
低于32℃时间＿＿＿＿＿ h 32～34℃时间＿＿＿＿＿ h 34～35℃时间＿＿＿＿＿ h 35～36℃时间＿＿＿＿＿ h
＞36℃时间＿＿＿＿＿ h
ECLS开始后的24h尿量＿＿＿＿＿ ml

72h内
最高温度＿＿＿＿＿ ℃ 最低格拉斯哥昏迷评分＿＿＿＿＿
最低Hb＿＿＿＿＿ g/L 最低FiO₂＿＿＿＿＿ 最高心率＿＿＿＿＿ 最高呼吸频率＿＿＿＿＿
最低收缩压＿＿＿＿＿ 最低舒张压＿＿＿＿＿ 最低平均压＿＿＿＿＿
最低pH＿＿＿＿＿ 最低PaO₂＿＿＿＿＿ 最高PaCO₂＿＿＿＿＿ 最低HCO₃⁻＿＿＿＿＿ 最高Lac＿＿＿＿＿
最高CREA＿＿＿＿＿ 最高K⁺＿＿＿＿＿ 最高胆红素＿＿＿＿＿ 最高AST＿＿＿＿＿

# 辅助并发症

机械并发症：（需要更换装置或干预）

　□氧合器功能障碍　　□管道破裂　　　　　□接头/三通/连接管破裂
　□泵故障　　　　　　□热交换器故障　　　□血栓：氧合器
　□血栓：管路　　　　□血栓：接头/三通/连接管　□循环管路进气　□更换管路
　□插管问题

患者并发症：（需要干涉治疗）

出血并发症：（需要输血或其他干预）

　□胃肠道出血　　　　□插管部位出血　　　□手术部位出血　　　□口咽腔出血
　□颅内出血　　　　　□腹膜后出血　　　　□胸腔出血
　□中度溶血（血浆 FHb 500～1000mg/L）　□重度溶血（血浆 FHb > 1000mg/L）
　□DIC　　　　　　　□HIT/HITT

神经并发症：

　□脑死亡　　□癫痫发作　□脑电图癫痫　□脑梗死　□脑出血　□脑弥漫性缺血

肾功能障碍：

　□Cr 150～300μmol/L　　□Cr > 300μmol/L　　□血液透析
　□血液超滤　　　　　　□连续性动静脉血液透析

肺并发症：（需干预治疗）

199

□气胸　□血胸　□肺出血　　□肺水肿　　□肺血栓

心脏并发症：（需干预治疗）

□心肺复苏　　□心律失常　　□心脏压塞：血性　　□心脏压塞：非血性

□左心膨胀　　□心房内血栓形成　□心室内血栓形成

肢体并发症：（需干预治疗）

□局部缺血　　□差异性发绀　　□筋膜切开　　□截肢　　□静脉回流障碍

感染：

□培养证明新感染　　□WBC $< 1.5 \times 10^9$/L

代谢障碍：

□血糖 $< 2.2$mmol/L　　□血糖 $> 11.1$mmol/L

□高胆红素血症（直接胆红素 $> 8\mu$mol/L 或总胆红素 $> 20\mu$mol/L）

# 结　局

终止辅助原因：□恢复　□死亡或预后不佳

辅助期间死亡或死亡或预后不佳情选择以下一种原因：□亲属或家庭要求　□ECLS并发症　□桥接至其他治疗　□不可逆器官衰竭
□其他_____

ECLS插管部位修补：□无　□经口　□股动脉　□股静脉　□主动脉　□颈总动脉　□颈内静脉　□其他_____

气管插管：□经口　□气管切开　□死亡时仍未拔管

最终拔管时间：_____年_____月_____日_____时_____分

出ICU时间：_____年_____月_____日_____时

出院是否存活：□是　□否　□带ECLS　□存活转出ECLS中心

出院/转院时间：_____年_____月_____日_____时

出院后所在地点：□家中　□转诊其他医院　□未知

死亡时间：_____年_____月_____日_____时

死亡主要原因：_____

填表人：_____　填表时间：_____

备注：_____

# 缩略语表

| 英文缩写 | 英文全称 | 中文全称 |
| --- | --- | --- |
| ACT | activated coagulation time | 活化全血凝血时间 |
| ALCAPA | anomalous origin of the left coronary artery from the pulmonary artery | 左冠状动脉异常起源于肺动脉 |
| AmSECT | American Society for Extracorporeal Circulation Technology | 美国体外循环技术学会 |
| ASD | atrial septal defect | 房间隔缺损 |
| BSA | body surface area | 体表面积 |
| CHD | congenital heart disease | 先天性心脏病 |
| CI | cardiac index | 心指数 |
| COA | coarctation of the aorta | 主动脉缩窄 |
| COP | colloid osmotic pressure | 胶体渗透压 |
| CPB | cardiopulmonary bypass | 体外循环 |
| CUF | conventional ultrafiltration | 常规超滤 |
| CVP | central venous pressure | 中心静脉压 |
| DORV | double outlet right ventricle | 双出口右心室 |
| ECMO | extracorporeal membrane oxygenation | 体外膜氧合 |
| FHb | free hemoglobin | 游离血红蛋白 |
| Hb | hemoglobin | 血红蛋白 |
| HCT | hematocri | 红细胞压积 |
| HIT | heparin- induced thrombocytopenia | 肝素诱导血小板减少症 |
| IAA | interrupted aortic arch | 主动脉弓中断 |
| IABP | intra-aortic balloon pump | 主动脉内球囊反搏 |

| 英文缩写 | 英文全称 | 中文全称 |
| --- | --- | --- |
| ICU | intensive care unit | 重症监护病房 |
| LAP | left atria pressure | 左心房压 |
| LVAD | left ventricular assisted circulation | 左心室辅助装置 |
| MAP | mean arterial pressure | 平均动脉压 |
| MS | mitral stenosis | 二尖瓣狭窄 |
| MUF | modified ultrafihration | 改良超滤 |
| NIRS | near infrared reflectance spectrum | 近红外光谱 |
| PDA | patent ductus arteriosus | 动脉导管未闭 |
| RAP | retrograde autologous priming | 逆行自体血预充 |
| $rSO_2$ | tissue oxygen saturation | 局部组织氧饱和度 |
| SCA | Society of Cardiovascular Anesthesiologists | 美国心血管麻醉医师协会 |
| SIRS | systemic inflammatory response syndrome | 全身炎症反应综合征 |
| STS | Society of Thoracic Surgeons | 美国胸外科医师学会 |
| $SvO_2$ | oxygen saturation in mixed venous blood | 混合静脉氧饱和度 |
| TAPVC | total anomalous pulmonary venous connection | 完全性肺静脉异位引流 |
| TEE | transesophageal echocardiography | 经食管超声心动图 |
| TGA | transposition of great arteries | 大动脉转位 |
| TOF | tetralogy of Fallot | 法洛四联症 |
| UPS | uninterruptible power supply | 不间断电源 |
| VAVD | vacuum-assist venous drainage | 负压辅助静脉引流 |
| VSD | ventricular septal defect | 室间隔缺损 |
| ZBUF | zero balance ultrafiltration | 零平衡超滤 |

缩略语表

ISBN 978-7-5679-1842-9

9 787567 918429 >

定价: 68.00 元